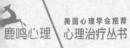

鹿鸣心理　美国心理学会推荐 心理治疗丛书

心理治疗基础

心理治疗是如何起作用的以及其他问题

The Basics of Psychotherapy: An Introduction to Theory and Practice

〔美〕布鲁斯·E.瓦姆波尔德 著
Bruce E. Wampold

袁小燕 译

郭本禹 主编

U0240164

重庆大学出版社

译丛序言

　　毋庸置疑，进入 21 世纪后，人类迅速地置身于一个急剧变化的社会之中，那种在海德格尔眼中"诗意栖居"的生活看似已经与我们的生活渐行渐远，只剩下一个令人憧憬的朦胧幻影。因此，现代人在所谓变得更加现实的假象中丧失了对现实的把握。他们一方面追求享受，主张及时享乐，并且能精明地计算利害得失；另一方面却在真正具有意义的事情上显示出惊人的无知与冷漠。这些重要的事情包括生与死、理想与现实、幸福与疾苦、存在与价值、尊严与耻辱，等等。例如，2010 年 10 月，轰动全国的"药家鑫事件"再一次将当代社会中人类心理的冷酷与阴暗面赤裸裸地暴露在大众的视线之中。与此同时，我们的生活乐趣正在不断被侵蚀。例如，日益激烈的职业与生存竞争导致了现代社会中人际关系的淡薄与疏远、失业、职业倦怠与枯竭、人际焦虑、沟通障碍等一连串的问题催化了"人"与"办公室"的矛盾；家庭关系也因受到社会变革的冲击而蒙上了巨大的阴霾，代沟、婚变、购房压力、赡养义务、子女入学等一系列问题严重地激化了"人"与"家庭"的矛盾。人们的心灵越来越难以寻觅到一个哪怕只是稍做休憩、调适的时间与空间。在这种情况下，心理咨询与治疗已然成了公众的普遍需要

之一，其意义、形式与价值也得到了社会的一致认可。例如，在
2008 年四川汶川大地震时，心理治疗与干预在减轻受灾群众的创
伤性体验，以及灾后心理重建方面发挥了不可替代的作用。

值得欣喜的是，我国的心理治疗与咨询事业也在这种大背景下
绽放出了旺盛的生命力。2002 年，心理咨询师被纳入《中华人民
共和国职业分类大典》，从而正式成为一门新的职业。2003 年，国
家开始组织心理咨询师职业资格考试。心理咨询师甚至被誉为"21
世纪的金领行业"[1]。目前，我国通过心理咨询师和心理治疗师资格
证书考试的人有 30 万左右。据调查，截至 2009 年 6 月，在苏州
持有劳动部颁发的国家二级、三级心理咨询师资格证书者已达到
2 000 多人 [2]；截至 2010 年 1 月，在大连拥有国家心理咨询师职业
资格证书者有 3 000 多人，这一数字意味着在当地每 2 000 人中即
有一名心理咨询师 [3]。但就目前而言，我国心理治疗与咨询事业还
存在着诸多问题。譬如，整个心理治疗与咨询行业管理混乱，鱼
龙混杂，专业水平参差不齐，从而成为阻碍这一行业发展的瓶颈。
"尽管造成这一现象的原因很多，但最根本的原因，乃是大陆心理
咨询师行业未能专业化。"[4]因此，提高心理咨询师与治疗师的专业

---

[1] 徐卫方.心理咨询师，21 世纪的金领行业 [J].中国大学生就业，2011（10）.

[2] 沈渊.苏州国家心理咨询师人数超两千 [N].姑苏晚报，2009-06-07（3）.

[3] 徐晓敬.大连每 2 000 人即拥有一名心理咨询师 [N].辽宁日报，2010-03-24（7）.

[4] 陈家麟，夏燕.专业化视野内的心理咨询师培训问题研究——对中国大陆心理咨询师培训八
年来现状的反思 [J].心理科学，2009，32（4）.

素养，已经成为推动这一行业健康发展亟待解决的问题。

对于普通大众而言，了解心理治疗与咨询的基本知识可以有效地预防自身的心身疾病，改善和提高生活质量；而对于心理治疗与咨询行业的从业人员而言，则更有必要夯实与拓展相关领域的专业知识。这意味着专业的心理治疗与咨询行业工作者除了掌握部分心理治疗与咨询的实践技巧与方法之外，更需要熟悉相应治疗与咨询方案的理念渊源及其核心思想。心理学家吉仁泽（Gigerenzer）指出："没有理论的数据就像没有爹娘的孤儿，它们的预期寿命也因此而缩短。"[1]这一论断同样适用于形容心理治疗技术与其理论之间的关系。事实上，任何一种成功的心理治疗方案都有着独特的、丰厚的思想渊源与理论积淀，而相应的技术与方法不过是这些观念的自然延伸与操作实践而已。"问渠那得清如许？为有源头活水来"，只有奠基于治疗理论之上的治疗方法，才不致沦为无源之水。

尽管心理治疗与咨询出现的历史不过百年左右，但在这之后，心理治疗理论与方法便如雨后春笋，相互较劲似的一个接一个地冒出了泥土。据统计，20世纪80年代的西方心理学有100多种心理治疗理论；到90年代这个数字就翻了一番，出现了200多种心理治疗理论；而如今心理治疗理论已接近500种。这些治疗理论或方法的发展顺应时代的潮流，但有些一出现便淹没在大潮中，而有些则始终走在潮流的最前沿，如精神分析、行为主义、人本主义、认

---

[1] G.Gigerenzer.Surrogates for theories. *Theory & Psychology*，1998，8.

知主义、多元文化主义、后现代主义等思潮。就拿精神分析与行为主义来说，它们伴随心理学研究的深化与社会的发展而时刻出现日新月异的变化，衍生出更多的分支、派别。例如，精神分析理论在弗洛伊德之后便出现了心理分析学、个体心理学、自我心理学、客体关系学派、自体心理学、社会文化学派、关系学派、存在分析学、解释精神分析、拉康学派、后现代精神分析、神经精神分析等；又如，行为主义思潮也飞进出各式各样的浪花：系统脱敏疗法、满灌疗法、暴露疗法、厌恶疗法、代币制疗法、社会学习疗法、认知行为疗法、生物反馈疗法等。一时间，各种心理治疗理论与方法如繁星般以"你方唱罢我登场"的方式在心理治疗与咨询的天空中竞相斗艳，让人眼花缭乱。

那么，我们应该持怎样的态度去面对如此琳琅满目的心理治疗理论与方法呢？对此，我们想以《爱丽丝漫游奇境记》中的一个故事来表明立场：爱丽丝与一群小动物的身上被弄湿了，为了弄干身上的水，渡渡鸟（Dodo bird）提议进行一场比赛。他们围着一个圈跑，跑了大概半个小时停下来时，他们的身上都干了。可是，没有人注意各自跑了多远，跑了多久，身上是什么时候干的。最后，渡渡鸟说："每个人都获胜了，所有人都应该得到奖励。"心理学家罗森茨韦格（Rosenzweig）将之称为"渡渡鸟效应"，即心理治疗有可能是一些共同因素在发挥作用，而不是哪一种特定的技术在治愈来访者。这些共同因素包括来访者的期望、治疗师的人格、咨访关系的亲密程度等。而且，已有实证研究证实，共同因素对治疗效果发挥的作用远远超过了技术因素。然而，尽管如此，我们认为，各种不同治疗取向的存在还是十分有必要的。对于疾病来说，可能很多"药物"（技术）都能起作用，但是对于人来说，每个人喜欢的"药"的味道却不一样。因此，每一对治疗师与来访者若能选择其喜爱的治疗方法来共同度过一段时光，岂不美哉？！而且，事实上，经验表明，在治疗某种特定的心理疾病时，也确实存在某些方法使用起来会比另外一些方法更加有效。

因此，在这个越来越多元化发展的世界中，我们当然有理由保持各种心理疗法的存在并促进其发展。美国心理学会（APA）在这方面做了大量工作。APA 对学校开设的课程、受读者欢迎的著作、广泛参与的会议进行了深入的调研，确定了当今心理治疗领域最为重要、最受欢迎、最具时代精神的 24 种理论取向；并且选取了相关领域的领军人物来撰写这套"心理治疗丛书"，这些领军人物不但是相关理论的主要倡导者，也是相关领域的杰出实践者。他们在每本书中对每一种心理治疗理论取向的历史做了简要回顾，对其理论进行了概括性阐述，对其治疗过程进行了翔实的展示，对其理论和疗效做出了恰当的评价，对其未来发展提出了建设性的展望。

这套丛书可谓是"麻雀虽小，五脏俱全"。整套丛书可以用五个字来概括：短、新、全、权、用。"短"是短小精悍，本套丛书每册均在 200 页左右，却将每种取向描述得淋漓尽致。"新"是指这套丛书的英文版均是在 2009 年及之后出版的，书中的心理治疗取向都是时下最受欢迎与公认的治疗方法。"全"是指这套丛书几乎涵盖了当今心理治疗领域所有重要的取向，这在国内目前的心理治疗丛书中是不多见的（比较罕见的）。"权"是指权威性，每一本书都由相关心理治疗领域的领军人物撰写。"用"是指实用性，丛书内容简明、操作性强、案例鲜活，具有很强的实用性。因此，这套丛书对于当今心理咨询与治疗从业者、心理学专业学生以及关注自身心理健康的一般读者来说，都是不错的专业和普及读本。

　　这套"丛书"共24本，先由安徽人民出版社购买其中9本书的翻译版权，现由重庆大学出版社购买其中14本书的翻译版权。两社领导均对这套"丛书"给予高度重视，并提出具体的指导性意见。两个出版社的各位编辑、版贸部工作人员均付出了辛勤的劳动，各位译者均是活跃在心理学研究、教学和实践的一线工作者，具有扎实的理论功底与敏锐的专业眼光，他们的努力使得本套丛书最终能呈现在各位读者面前。我们在此一并表达诚挚而衷心的感谢！

郭本禹

2013 年 8 月 10 日

于南京郑和宝船遗址·海德卫城

丛书序言

有人可能会认为，在当代心理治疗的临床实践中，循证（evidence-based）干预以及有效的治疗结果已经掩盖了理论的重要性。也许，是这样吧。但是，作为本丛书的编者，我们并不打算在这里挑起争论。我们确实了解到，心理治疗师一般都会采用这种或那种理论，并根据该理论来进行实践，这是因为他们的经验以及几十年的可靠证据表明，持有一种坚实的心理治疗理论，会有助于治疗取得更大的成功。不过，在具体的助人过程中，理论的作用还是很难解释的。下面这段关于解决问题的叙述，或有助于说明理论的重要性。

《伊索寓言》中有一则寓言，关于太阳和北风进行比赛，以确定谁最有力量。他们从天空中选中了一个在街上行走的人。北风打赌说他能够脱掉那个人的外套，太阳同意了这次比赛。北风呼呼地吹着，那个人紧紧地裹着他的外套。北风吹得越猛烈，他就裹得越紧。轮到太阳了。他用自己所有的能量照射出温暖的阳光，不一会儿，那个人就把外套脱了。

　　太阳与北风之间的脱衣比赛与心理治疗理论有什么关系呢？我们认为，这个貌似浅显的小故事强调了理论的重要性，理论引发了有效干预，从而得到令人满意的结果。离开了理论的指导，我们可能只治疗症状而没有理解个体的角色。或者，我们可能用尽力气反而令来访者冲突愈烈，却想不到，有时，间接的帮助手段（阳光）甚至比直接的帮助手段（风）更有效，或者效果相当。离开了理论，我们很可能会脱离治疗原理的轨道，陷入社会主流标准，懒于躬身乍看上去细微的小事了。

　　理论到底是什么呢？《美国心理学会心理学词典》（*APA Dictionary of Psychology*）将理论界定为"一种或一系列相互关联的原理，旨在解释或预测一些相互关联的现象"。在心理治疗中，理论是一系列的原理，应用于解释人类的思想或行为，包括解释是什么导致了人们的改变。在实践中，理论创设了治疗的目标，并详细说明了如何去实现这些目标。哈利（Haley，1997）指出，一种心理治疗理论应该足够简单，让一般的心理治疗师能够明白，但也要足够综合，以解释诸多可能发生的事件。而且，理论在激发治疗师与来访者的希望，认为治愈是可能的同时，还引导着行动朝着成功的结果发展。

　　理论是指南针，指导心理治疗师在临床实践的辽阔领域中航行。航行的工具需要经过调整，以适应思维的发展和探索领域的拓展，心理治疗理论也是一样，需要与时俱进。不同的理论流派通常会被称作"思潮"，第一思潮便是心理动力理论（比如，阿德勒的理论、精神分析），第二思潮是学习理论（比如，行为主义、认知行为学派），第三思潮是人本主义理论（以人为中心理论、格式塔、存在主义），第四思潮是女性主义和多元文化主义理论，第五思潮是后现代和建构主义理论。在许多方面，这些思潮代表了心理治疗如何适应心理学、社会和认识论以及心理治疗自身性质的变化，并对这些变化做出了回应。心理治疗和指导它的理论都是动态的、回应性的。理论的多样性也证明了相同的人类行为能够以不同的概念化来解读（Frew & Spiegler，2008）。

我们编撰这套美国心理学会的"心理治疗丛书"时，有两个概念一直谨记于心——理论的重要性和理论思维的自然演化。我们俩都彻底地为理论以及每一个模型的复杂思想范畴所着迷。作为教授心理治疗理论课程的大学教师，我们想通过编辑出的学习材料，向专业人士以及正在接受培训的专业人员强调主流理论的重要性，更向读者展示这些模型的最新形态。通常在关于理论的著作中，对原创理论家的介绍会盖过对模型进展情况的叙述。与此相反，我们的意图是强调理论的当前应用情况，当然也会提及它们的历史和背景。

这个项目一开始，我们就急需做出两个决定：选取哪些理论流派并由谁来撰写？我们查看了研究生阶段的心理治疗理论课程，看看哪些理论在列；我们也查阅了受欢迎的学术著作、文章和学术会议情况，以确定最能引起人们兴趣的是哪些理论。然后，我们从当代理论实践的最优秀人选中，列出了一份理想的作者名单。每一位作者都是他所代表取向的主要倡导者兼知名的实践者。我们请每一位作者回顾该理论的核心架构，然后通过循证实践的背景查看该理论，从而将它带进临床实践的现代范畴，并清晰地说明该理论在实际运用中情况如何。

本套丛书计划涉及 24 个主题。每一本书既可以单独使用，也可以与其他几本书一起作为心理治疗理论课程的资料。通过选择导师可以创设出一门课程，介绍他们所认为的当今最卓著的治疗方法。为此，美国心理学会出版社（APA Books）还为每一取向制作了一套 DVD，以真实的来访者案例实践来演示该理论。许多 DVD 都展示了六次以上的面谈。有兴趣者可以联系美国心理学会出版社，以获得一份完整的 DVD 项目清单。

关于到底什么是真正的心理治疗所进行的激烈讨论，贯穿于心理治疗历史中。其他一些问题则集中在心理治疗是否真正起作用上。如果真是这样，那么为什么呢？像治疗实践的任何形式一样，心理治疗的场景都是发生在一定社会背景当中的，而这个社会背景影响着心理治疗（以及它的各种实践理论）是什么或者不是什么。在挖掘心理治疗的各种形式之前，对它们的理论有基本了解，对理论在特定历史以及实际应用中扮演的角色有正确定位，这才是比较明智的。本书是这一套丛书的第一本，也是它们的理论基石。作为当代一位卓越的心理治疗研究者和评论者，布鲁斯·E.瓦姆波尔德博士在心理治疗历史方面为我们提供了一个更广泛的视角，即场的哲学基础和假定。他还将心理治疗界定为治疗实践的一种独特形式，并考察了这个领域如何发展为应用心理科学，该如何做研究，如何对待来访者多样化等问题。

我们希望这本书是读者理解当前正在被应用的一系列理论的工具。通过了解由瓦姆波尔德博士撰写的这本书，读者可以获得全新的视角去比较和对照现有的众多有价值的理论取向。此书和本丛书是一套完整的心理治疗理论课本教材。

——乔恩·卡尔森 和 马特·恩格拉 - 卡尔森

（Jon Carlson, Matt Englar-Carlson）

参考文献

[1]Frew，J.&Spiegler，M.（2008）.*Contemporary psychotherapies for a diverse world*. Boston，MA: Lahaska Press.

[2]Haley，J.（1997）.*Leaving home: The therapy of disturbed young people*. New york，NY: Routledge.

致　谢

　　一本书得以客观呈现绝非一个人的功劳。在心理治疗领域，一位作者的知识和经验在很大程度上来自生活中与同事、学生、患者的复杂而广泛的接触。可以肯定的是，我获得的所有心理治疗的知识都非我一人之力可以做到的。

　　我许多关于心理治疗性质的思考都是在教学并与学生一起工作的过程中形成的。关于这一点，不得不提我和扎克·艾梅尔博士持续几年的对话。敢公然冒失地挑战我的观点以促进他的理解的学生是很少见的。扎克充满智慧的好奇心同时也将我对心理治疗的理解推向了一个更高的水平。我们在好几个项目上已经有过很好的合作，这点在本书中随处可见。

　　将理论和实践进行整合并非理想化的目标，同时也让学生知道那是很少能达到的。不过如果心理治疗想提高心理健康服务的质量，整合又是绝对必要的。我关于实践的问题以及如何将理论与实践相结合这两方面的想法通过与特里萨·比尔博士的合作更加成熟，他是一位优秀的临床医生和值得信赖的同事。第3章在很大程度上就是我们之间的一些对话，加上与受训者一起工作，然后共同撰写的成果。

　　如果没有本丛书的主编乔恩·卡尔森和马特·恩格拉-卡尔森的邀请，开始的偶然机会将不能转化成研究热情，此书的撰写也不会成为可能。我非常感激他们对我的信任，认为我会竭尽忠诚地通过科学家—实践者模式展示心理治疗是一种治疗实践。巧妙地提醒我截止日期，传达编辑意见，并协调整个过程并不是一项简单的任务，它让埃德·迈登鲍尔感到头疼，因为这些温和但很坚定的沟通并不总是受欢迎，但它是绝对必要的。我希望并相信，乔恩、马特、埃德以及策划这个项目的编辑所给予的一些特别反馈对心理治疗学家而言会是一些有价值的东西。

目录

概述

CHAPTER ONE

　　你的一位新来访者到了，迟了 10 分钟，坐在你的对面，一言不发。从来访者登记表可知，这位来访者 32 岁，非裔美国人，男性，最近刚从金融业的一个白领职位上被解雇。他还表明了他来寻求心理治疗是因为他的妻子已经向他宣布，如果他不能戒酒、戒粗口的话，她和孩子们将会离开他。他穿戴整齐，精心打扮，虽然情绪稳定，但神情疲乏，他的白眼珠上布满了红血丝。

　　你的脑海中冒出了很多想法，甚至有很多疑问。他抑郁吗？他的酒精使用与他最近的失业有关联吗，还是他本来就有物质滥用的历史？他布满红血丝的眼睛是因为喝酒、哭泣，还是某种药物作用？失业可以引发自我怀疑和关于自我的消极归因，但是他的这些问题仅仅与他的工作身份变化相关吗？或者他的精神问题而导致的表现不佳，他才被解雇的？哪些背景资料是相关的，种族、文化、社区、职业，以及其他？婚姻问题是失业的结果还是这个来访者生活中其他问题的诱因？或者他本来就有抑郁的病史，只是因为雇佣身份的变化而恶化了。他想从治疗中得到什么，是他已经准备好了要做些改变，还是因为接到妻子的最后通牒才来到这儿？还有其他问题需要被挖掘吗？然而，最关键的问题是，你此刻要对他说什么，怎样说？你如何反馈他对你建议的反应？

　　这个简短的心理治疗片段形象地说明了治疗任务是多么复杂。这里需要很多重要的背景知识——要精通生物学、社会学、生态学、文化，并要对行为学有基本了解。不过在心理治疗中最重要的是一幅好的关于治疗如何展开的路线图——对行为的指导。一幅地图是现实的真实展现，一个人是不会在没有地图的情况下去穿越这个国家的。在心理治疗中，用来指导治疗的现实表征是理论。理论为治疗行为提供了一个框架——问哪些问题，注意些什么，对来访者的言语和非言语行为怎样去回应，什么时候及如何干预，以及如何评价疗效。治疗师的治疗理念渗透在治疗过程的方方面面。最终的趋势是，治疗不存在一个最好的路线图，而是，有足够多的理论可供选择。

本套丛书旨在向你引介心理治疗理论。从一个很重要的方面看，这是个动态的过程。你接触到这些理论，但并不意味着它们只是一些需要学习的信息。我们的目标并不是培养精通和熟悉各种理论的治疗师，而是培养善于利用理论做出疗效的治疗师。在成为一名治疗师的过程中，你需要掌握这里的一些理论去构建你的路线图。你会发现某些理论比其他理论更让人感觉舒服一点，更有逻辑一些。同样，某些理论相比其他理论更适合某些来访者。所以，情况并不是哪个理论最适合你这么简单，最重要的是，最终选择的理论大概就是你所使用的理论中对来访者而言最有效的。可见，这个过程是动态而复杂的。

这一章将会对作为治疗实践的心理治疗做一个简短的介绍。接下来的章节分别追溯心理治疗的历史，考查理论在心理治疗中的作用，并在最后介绍一些关于心理治疗是如何起作用的研究。

作为治疗实践的心理治疗

在许多欧美国家，心理治疗已经作为一种合法而又有疗效的治疗实践被广泛认可。每年估计有超过一千万人接受心理治疗（Olfson et al.，2002；Wang et al.，2005）。在美国，那些因心理痛苦寻求帮助的人中，约40%是从心理学学者、社会工作者，或者心理咨询师那里接受心理治疗；13%是从精神病医生那里接受心理治疗；9%是从一般的内科医师那里接受心理治疗；9%是从人道主义专业人士（非精神健康领域的修道士、精神指导者或咨询者）以及作为补充或者辅助药物治疗提供者和团体（例如，按摩师、自助团体，32%，Druss et al.，2007）那里接受心理治疗。美国每年在心理治疗上的花费估计在57亿～96亿美元（Langreth，2007；Minami & Wampold，2008；Olfson et al.，2002）。可见，心理治疗是一项已经建立起来的实践和一项重要的产业。然而，心理治疗作为治疗实践却是复杂的。

首先就是心理治疗是否有效。答案显然是肯定的，这个问题将在第4章进行详细阐述。心理治疗的疗效是清晰可见的——那些正在接受心理治疗的人所达到的成就显然要好于那些不接受心理治疗的人所达到的成就（Lambert & Ogles，2004；Wampold，2001b，2007）。事实上，心理治疗要比许多已被广泛认可的，但很昂贵的药物治疗更有效，而且没有副作用。在临床实验中，心理治疗已经被证明在对抑郁症、焦虑症、婚姻问题、物质滥用、健康问题（例如吸烟、疼痛、饮食障碍者），以及性功能障碍的治疗上有效，并涉及各个年龄阶段，包括幼儿、青春期儿童、中青年人和老年人（Chambless et al., 1998）。对于各种精神障碍患者，特别是对抑郁症和焦虑症患者而言，心理治疗的优势远远大于药物治疗，它的疗效更持久（即较少复发），在治疗过程中患者较少有抵抗情绪（Hollon, Stewart, & Strunk, 2006; Imel, Malterer, & Wampold, 2008; Leykin et al., 2007）。研究发现，心理治疗在现实世界中的实践效果和心理治疗在随机的临床实验严格控制的条件下一样有效（Minami & Wampold, 2008; 见第 4 章）。

　　尽管心理治疗获得了认可，并且被认为是有效的，但是这里需要注意一些其他问题。首先也是最重要的是，那些需要精神卫生服务的绝大多数人并没有获得任何形式的关注。近期，一项全美调查发现，那些已经被确诊为患精神障碍（例如，在 DSM 中所列举的障碍种类；美国精神医学协会，2000）的人中，接受精神健康治疗的还不到 40%（Druss et al., 2007）。从这个全国性的调查中得出一个结论，"在美国，有精神障碍的绝大多数人或者没有得到治疗或者得到很少的治疗"（Wang et al., 2005, p.629）。这个问题对于那些最需要帮助的来访者而言就更严重了："治疗的需要没有被满足的通常是一些没有得到周到服务的团体，包括老年人、少数族裔、低收入者、没有保险的人，以及边远农村的居民。"（Wang et al., 2005, p.629）可以看出，现在的问题并不是心理治疗没有效，而是有需要的人得不到治疗（见第 4 章）。

　　我们对患者接受或不接受心理治疗的原因不是完全清楚。但其中一个重要的原因是药物疗法越来越多地被用来治疗精神障碍。美国每年在心理治疗上的花费是57亿～96亿美元，而另一方面，单单抗抑郁药物每年的销售额就超过了130亿美元（Langreth，2007）！横跨几个国家进行的纵向调查研究显示，随着时间的推移，采用医学服务（包括精神药物）来治疗精神障碍的人越来越多。从20世纪90年代早期到21世纪初，越来越多的人开始求助于精神科医生，以及兼具心理健康专业（即心理治疗）与普通医学背景的普通医生来治疗心理问题（Wang et al.，2006）。

　　另一方面，心理治疗的使用在这一时期内却呈下滑趋势（Minami & Wampold，2008），有很多因素可以解释这一现象：制药公司的广告宣传，纳入政府以及医疗保险的报销范畴，医疗系统的狂妄自大，等等。2004年，《今日心理学》和"美国太平洋行为健康系统"联合实施了一项哈里斯民意测验，以确定人们为什么接受或不接受心理治疗。结果表明在众多原因中最突出的是花费问题：很多人指出心理治疗太昂贵（39%），或者说他们用于心理治疗的保险总额并不充足（26%）。令人不安的是，考虑到心理治疗的疗效的证据，"感觉心理治疗没有多大帮助"也是许多人给出的理由之一（32%）。当然，很多人也只是认为他们的问题还没有严重到要去寻求治疗（35%）。令很多人惊讶的是，与治疗相联系的"病耻感"比起花费、对疗效的保守态度、病情严重性等理由而言却更少被提及，尽管超过1/5（22%）的人明确指出病耻感是一个问题。超过一半的居民指出心理健康医疗服务难以获得。所以，尽管心理治疗效果明显并广泛使用，但仍然有很多人，特别是那些来自传统的、服务水平低下地区的人，本可以从心理治疗中受益却并不使用它。

有一个观点是，正在接受心理治疗的来访者并不是真正痛苦的人，也就是说，接受心理治疗服务的都是一些患"健康焦虑症"的人。有趣的是，那些接受心理健康服务的人中，约37%的人在过去12个月里有过《精神障碍诊断与统计手册》（DSM）里所描述的症状；18%的人曾经有过这些症状；13%的人有过或曾经有过合乎标准的其他症状，比如亚临床症状或者某种生活压力事件应激反应；少于4%的人没有任何符合标准的明显症状。在这4%里，只有16%的人正接受心理治疗服务。所以，根据调查的结果来看，只有0.5%～1.0%的没有任何相关症状的普通大众正接受心理治疗（Dress et al., 2007）。

不要忘了，心理治疗始终是一项相对比较新的治疗实践。它开始于大约一个半世纪前弗洛伊德创立的"谈话治疗"，所以相对于在古时候就存在的药物治疗实践而言，在美国以及全世界范围内，心理治疗都是刚刚兴起的一项合法的治疗实践（Pritz, 2002）。如同在第2章将讨论的一样，心理治疗是一项发展的、根植于文化当中的治疗实践（Fancher, 1995；Pritz, 2002）。无论怎样，这个行业已经从长期的密集治疗（一周两三次，并持续几年）发展到，更多的时候，是关注性的、短暂的干预（Engel, 2008）。而且，这个领域依然正在演变。科学的新发现、政策的改变、付费机制的引入，以及心理咨询师自身的成长都影响着这个行业。唯一可以肯定的是，心理治疗将会更加适应时代的需要。

心理治疗的界定

至此，我们对心理治疗还没有一个合适的概念界定。因此，在继续之前，我们先界定心理治疗，并讨论一下到底什么是心理治疗。很明显，现有的心理治疗界限是模糊不清的。

心理治疗是指用包括"谈话"这种工具来缓解来访者心理压力的治疗实践。在很多方面，心理治疗是一项无固定形式的实践，比如，它被各种心理专业人士及辅导人士所使用，包括心理学家、精神科医生、咨询师、婚姻和家庭治疗医生、社会工作者；使用基于各种理论的各种技术；并且与许多相关的行业或领域有紧密合作，例如个体训练、支持小组、职业咨询、指导项目、自助项目（Engel，2008）。本丛书关注的是被界定为"主流"的心理治疗理论，不过在某些重要的交叉点上，边缘学科中的相关议题也会有所讨论。

一定要记住没有哪个心理治疗的定义是绝对全面的，下面是我们对这个名词给出的定义：

心理治疗主要是一种基于心理学原理的，由心理治疗师对有精神障碍、问题或抱怨的来访者实施的特殊的人际干预，目标是心理治疗师矫正来访者的障碍、问题或抱怨，以及针对特殊来访者和他的障碍、问题或者抱怨进行矫正及个别处理（Wampold, 2001b, p.3）。

    有效界定心理治疗将有助于区分心理治疗与其他相近行业，不过要记住，有许多专业的定义、界限和术语含糊其词。然而，和讨论过的许多其他理论一样，重要的就是界定心理治疗这个术语的范围。

    首先，心理治疗主要是一项人际干预，在其发展过程中经常被冠以谈话治疗的名称。也就是说，心理治疗包含治疗师与来访者之间的互动，并且，在许多方面，治疗师与来访者之间的交谈就是心理治疗。当然，在治疗阶段中或治疗阶段以外，来访者也可能需要做某些练习，这些练习通常都是治疗师布置的，例如一种让来访者接触某些令他恐惧的场景之类的练习（例如，一个有社交恐惧症的人被指导着与一位有可能发展为浪漫关系的异性交谈）。不过，这也透露出心理治疗的一个重要方面是语言干预（Wampold, 2007）。然而，一些现代化实践，诸如借助科技手段进行的干预，是否应该归为心理治疗。电话咨询和在线咨询显然也包含了一种人际关系，虽然不是面对面的。许多人会把闲聊模式中的网络互动归为人际互动和语言干预，因此将其归为心理治疗，尤其针对那些许多重要的个人关系都发生在网络上的一群人而言。

    其次这里的人际干预，很重要的一点是除去各种环境干预，像那些基于经典条件反射的干预（例如，在学校中的代币强化程序），虽然可以很有效地改变行为，但却不是这本书所讲的心理治疗。实际上，任何不主要依赖语言作为信息传递模式的人际干预都不是我们这里所界定的心理治疗。因此，在这种意义上，缺乏语言沟通能力的来访者（例如，婴儿，有严重交流障碍的个体）不能接受心理治疗。当然，这不妨碍他们参与其他形式的心理干预。

治疗实践通常被嵌入一个信念系统（Wampold，2007），心理治疗的这个信念系统一般是心理学的。也就是说，任何用于心理治疗的深层原理必须是心理学的。如同在本丛书中展现的一样，很多心理理论可以被有效地用于开展心理治疗。还有一些是边缘化的干预，例如"躯体治疗"。按摩治疗的原理更多的是物理的，而不是心理的，尽管其他一些躯体治疗途径，比如莱克式治疗，有意图明确的心理学基础，但是这些基础有的是有争议的。在本书中，我们将主要讨论那些具有令人信服的心理理论基础的心理治疗。

治疗实践的另一个共性是，治疗师具有专业特征，能将其与其他非专业人士以及基于身份和学科背景的权威机构区分开来（Boyer，2001；Frank & Frank，1991；Wampold，2007）。相应地，本丛书中我们将心理治疗限定为那些受过训练的治疗师的实践，不过我们承认，实施心理治疗的多数人都是有相关学历以及取得相关职业资格证书的治疗师，但是偶尔也会由专业人员的助手或者其他没有学历与证书但接受过专门训练的人（例如，研究生治疗师、某些物质滥用方面的咨询顾问）实施心理治疗。然而，心理治疗并不同于其他非正式实施的实践（例如，朋友的安慰），或者作为工作职责的非正式部分（例如，美发师、酒吧侍者），或者一般不被认为专业服务的部分（例如，那些由有宗教信仰的人员提供的服务）。由此可见，这个定义将土著的治疗实践排除在外，尽管这些实践与心理治疗之间存在着密切联系（Wampold，2007）。

注意，这里使用的定义提及了来访者的障碍、问题或者抱怨。这个定义并没有特意地将痛苦描述为一种精神障碍，就像许多心理治疗有意避开进行这样无益的甚至有点诬蔑人的分类一样。然而，心理治疗是一项表达某种痛苦感受的实践，在这方面并不包括以预防为主的干预，例如毒品预防教育。这个讨论产生了一个关键性的问题，就是那些对非自愿求助个体的干预是否能归为心理治疗。在一些情况下，来访者是强制接受治疗的（例如，被犯罪司法系统强制送来），是被家庭其他成员强迫送来，或者被学校委托送来，这些来访者是勉强的参与者，并且经常不以具有心理治疗特色的态度参与治疗（Wampold，2007）。然而，来访者在动机和意愿上会发生变化，让来访者加入并增强其寻求改变的意愿是治疗师不可推卸的责任（Moyers, Miller, & Hendrickson, 2005; Prochaska & Norcross, 2002）。尽管这样，有一点还是很明显，即心理治疗依赖于一个重要概念，治疗师与来访者是一种合作的关系，他们在治疗任务和目标上达成了一致意见。

心理治疗的定义界定了一个重要的点，即治疗是治疗师有计划实施的。任何医疗实践中的患者都期望治疗师对自己的治疗实践有信心，心理治疗中的来访者也不例外。实际上，研究发现，治疗师对治疗理念的认可与治疗效果紧密相关（Wampold，2001b）。临床治疗师往往都拥护自己的治疗理念，但是，由于各种原因，治疗条款偶尔也会被强制执行，这就导致了治疗师会实施他们并不相信但却是最佳的治疗方案。尽管一个被治疗师持怀疑态度的治疗方案的实施仍可以归为心理治疗，但是我们这里只讨论那些被坚信不疑地实施的治疗方案。而且，在临床实验中所实施的被治疗师意识到并不适合用来治疗的疗法（例如，支持性咨询），一般被认为只具有安慰剂效应——辨认出这点，对理解那种来自临床实验的关于心理治疗效用的证据至关重要（Wampold，2001b）。这一点将在第4章做进一步的讨论。

　　心理治疗定义中最后值得被提及的一点是，来访者以及他们的关注点都是个人化的。也就是说，治疗师认真地倾听来访者，并依据他的个性和关注点形成具体的治疗方案来回应来访者。除了一些个别方案以外，例如，特定的放松训练、适应，以及运动治疗方案（例如舞动治疗），被设计用来有针对性地解决特定问题并完善来访者生活的方案还有很多。虽然这些方案可能很有疗效，但这并不是我们这里所讲的心理治疗。

　　通常，心理治疗会一次面对一个以上来访者，例如，团体治疗、夫妻治疗、家庭治疗，这些变种被称作模式。很多时候，标准的个体化的治疗条款，比如认知行为治疗，在团体模式中实施时会做些修改，而其他时候疗法和模式则都是一一对应的（例如，系统式家庭治疗必然是一种家庭模式）。心理治疗的界定应该和理论观念一样，要足够宽泛以包含各种模式。

如上所述，心理治疗的从业者可以来自各个行业，包括咨询业、社会工作者、医疗卫生行业，以及心理学业。其中，每个行业中还包含了在心理治疗培训和实践上持不同观点的专家。从这个意义上看，心理治疗是一个一般化的术语。例如，在心理学中，分别有学校、咨询和临床心理学方面的专家。实施心理治疗的场所各种各样，包括私人诊所、社区代办处、医院和诊所，以及咨询中心（Minami & Wampold, 2008；VandenBos, Cummings, & DeLeon, 1992）。而且，治疗师得到报酬的来源也各种各样，包括直接的来访者、管理式医疗以及保险公司、公共机构（例如，大学的学院咨询中心）、各种政府机构（例如，美国医疗保险，许多国家的国民保健服务），以及非营利机构。

本书的目的

本书的写作意图是向心理治疗引介蜂拥出现的专业化观点。乔治·桑塔亚那（George Santayana, 1905）有一句名言："凡是忘记过去的人注定要重蹈覆辙（p.284）。"这句话同样适合心理治疗——临床医生和研究者将带领这个专业迈向 21 世纪，那么，对这个专业是如何发展的、发展过程中的影响因素、它在治疗实践中的地位，以及支持其实践的科学证据等有彻底的了解是必要的。

　　本书是"心理治疗丛书"的第一本。心理治疗的脊柱是理论。只有技术没有理论是不够的——每个专业领域绝大多数的实践者都知道许多他们领域背后的原理。理论是支撑实践的脚手架。没有这个脚手架，研究证据、治疗技术、临床知识、技能的获得，以及其他所有东西都将变成无固定形状的混沌体。

　　心理治疗理论已经有所发展，这一点会在第2章做更深一步的讨论（Cushman，1992；Fancher，1995；Wampold，2001b）。弗洛伊德提出精神分析，它在心理治疗领域独领风骚数十年——但在20世纪中期，行为主义和人本主义分别作为第二、第三思潮进入这个领域。第四思潮——多元文化主义，在近期出现。不过，到目前为止据说数以百计的理论，有些紧密结合成一个中心主题，有些则相互间区别很大。让这一现象更复杂的是许多临床治疗师认为他们自己是折中的、综合的（Norcross，Hedges，& Castle，2002）。无法想象一个有心致力于这个领域的研究生要如何在如此多的理论中理出一个头绪来。本丛书的写作目的就是帮助你厘清众多理论之间的关系。

　　本书从三个方面来呈现这种关系。第1章，描述历史背景。第2章提出下面几个问题：心理治疗是如何起源和发展起来的？发展的转折点是什么，影响因素是什么？心理治疗最终发展成为一门治疗实践，文化背景在这个过程中曾经或一直扮演什么样的角色？

　　第3章讨论一个重要的问题，即理论在心理治疗实践中起着怎样的作用。理论对于实践而言绝对是必要的，它指导着治疗师在临床实践中怎样去思考，以及做什么。没有理论，就没有心理治疗。正如第3章中提到的，选择哪种理论涉及一个包含了治疗师和来访者的错综复杂的系统。而且，对各种理论进行讨论后表明，很难确定各种理论的价值。

第4章、第5章回顾研究证据。心理治疗是一种以心理学为基础的努力，同样地，也尽可能地以经验为根基。治疗师应该对相关研究了如指掌，并能灵活运用以确保来访者有最大获益。尽管在第4章、第5章里的回顾相对简短，但提出了下面几个问题：心理治疗起作用吗？哪些心理治疗更有用？关于心理治疗在实践中的应用，我们都知道些什么？心理治疗是如何起作用的？

最后，在第6章里，对理论在实践中的重要性做总结和重申。

心理治疗理论：
文化背景

CHAPTER TWO

　　了解心理治疗的历史和文化背景对于理解现状，学习如何实施心理治疗，并在各种职业和社会机构中推广心理治疗实践是至关重要的。本章研究了心理治疗的起源和发展，以及目前的状况。

　　对现有的行业规范进行追根溯源，可以为从事特定职业的人提供重要的信息。然而，更重要的一点应该是对忽略的历史进行考察。作为一种职业或者研究对象，心理治疗的发展历程是非常复杂的。了解历史可以加深人们的理解，并提供一些被人忽视的视角。

　　梅塞尔（Messer，2004）提醒人们注意"心理学的双重传承"（p.586），它们分别主张心理治疗是科学的和人本主义的。主张科学的传统可以证明心理治疗是显著有效的，并且为心理治疗在治疗实践中树立了正统地位。人本主义传统则为心理治疗实践的无条件接纳、共情、意义构建方面奠定了基础。不幸的是，这种双重传承经常将这门学科割裂开来，学术研究者和实践者总是在强调不同的方面。一方面，学术研究者总是发现心理学实践者并不是特别科学；另一方面，人本主义治疗师们却认识到，心理治疗学术研究所关注的方面与他们努力的方向之间没有多大关系（Wampold，2007）。然而，无论是学术研究者还是实践者，他们都致力于同一个目标，即帮助来访者克服他们的困难，并引导他们过上更充实、更有意义的生活。

　　回顾历史有助于洞悉两大传承，并且对理解心理治疗理论在心理治疗学术研究和治疗实践中的作用至关重要。

心理治疗起源的社会背景

人类的特性之一是行为受社会的影响并会发生改变（de Waal，2006）。也就是说，社会群体对个体的行为和思想有较大的影响力。从人类文明出现以来，社会上就有各种各样的治疗实践，一直到这些实践有了被指定的治疗师以及被广泛接受的治疗程序（A. K. Shapiro & Shapiro，1997）。对大多数人类文明而言，人们很难区分精神障碍和躯体障碍，被用来解释这些异常现象的各种治疗机制，在今天看来没有一个是"科学的"。

19 世纪晚期，欧洲的一股思潮促使了谈话疗法的产生，它成为治疗各种障碍的手段。科学方法成为认识物理现象和生物世界的手段，从而为物理现象的机械论解释（牛顿物理学）以及生物起源的自然选择机制（达尔文进化论）的出现创设了背景条件。这种对知识的好奇心同样激励人们去探索内心世界（即心理）的发展规律，从而治疗那些没有器质性病变的障碍（即精神障碍）。在这股思潮中，西蒙·弗洛伊德脱颖而出，创造了一套用来区分正常及异常情绪状况和治疗心理障碍的方法（Makari，2008）。弗洛伊德成功地创建集理论与科学于一体的理论，即首创了我们今天所讲的精神分析。精神分析发展成一套庞大的理论体系，这套理论体系包含意识和潜意识的所有方面以及治疗所有心理障碍的方法，从温和的神经症到最严重的精神病，以及所出现的所有症状。

在美国，许多人将心理治疗的渊源追溯至弗洛伊德。1909 年，弗洛伊德在克拉克大学发表了一场具有深远影响的演讲，听众很受震撼。据说，20 世纪初最卓越的心理学家——威廉·詹姆斯在遇见弗洛伊德时就宣布"心理学的未来是你的"（Cushman，1992）。很快，精神分析成为心理治疗界最受关注的疗法，并俘获美国公众的想象力（Cushman，1992；Makari，2008）。

有趣的是，在弗洛伊德演讲之前，谈话疗法在美国已经存在了数十年。到 19 世纪末，越来越多的美国人开始介入心理治疗领域，最著名的莫过于基督科学派运动和新思想运动，这两项实践试图用心理学治疗精神疾病并提高患者的生活质量。回过头看，这些运动都是无政府主义或边缘化的宗教实践，但它们在那个时期却极受欢迎（Caplan，1998；Harrington，2008；Taylor，1999）。

那些宣称通过心理、信念、灵魂治疗生理疾病的实践在医学界引起强烈争议。这个时期，医学自身也刚刚才成为一门科学。现代医学的基石之一是唯物主义，这是个哲学术语，它认为世界的本质是物质。因此，到了 20 世纪早期，医学越来越坚信，任何身体状况，包括最严重的疾病，都有生理上的原因，并且任何一种疗法都是通过改变生理系统起作用的（Caplan，1998；Harrington，2008）。医学渴望科学地证明那些用非科学方法做治疗的人是江湖骗子。实际上，让弗朗兹·安东·梅斯梅尔所倡导的基于动物磁性理论的治疗方法变得声名狼藉，已经预示着科学方法的光明未来（Gould，1989；Wampold，2001a；Wampold & Bhati，2004）。

在欧洲，弗洛伊德的精神分析因为其可论证性而得到医学界（那个时期，大多数从业者是临床医生）的认可。与此相反，在美国，医学界对这种心理疗法非常抵触，让问题加剧的是做精神分析的人会被催眠或一种超自然现象迷惑（Caplan，1998；Cushman，1992）。然而，随着宗教意味变得越来越少，心理学家，甚至一些内科医生的参与，心理治疗的正统性逐渐增强。波士顿精神病理学派，创立于1859年，成员有心理学家威廉·詹姆斯和斯坦利·霍尔，还有一些神经病学家和精神病学家，这个学派在心理学界显示了它的影响力。1906年，内科医生和基督教的牧师一起发起了以马内利运动，这是那些对心理品质感兴趣的人与那些对品行道德感兴趣的人之间进行的一次引人注目的合作。在这个组织中，对病人实施"治疗"之后还会提供一些演讲以及其他服务（Caplan，1998；Taylor，1999）。对于医学而言，以马内利运动存在两个隐患。首先，治疗采用心理学方法，这和现代医学的唯物主义立场相冲突；病痛没有生理基础；所实施的干预不以治愈生理疾病为目标。其次，从专业角度来看，治疗由非内科医生实施是非常危险的（Caplan，1998）。

随着对精神障碍进行心理治疗的趋势越来越流行，医学开始面临一个困境。它或者继续公开表示对心理治疗的蔑视，或者将这种实践作为一种医学治疗方法进行收编（Caplan，1998；Mosher & Richards，2005）。谈话治疗的流行是具有威胁性的，医学唯有通过收编心理治疗才可以获得最大利益。于是，很快心理治疗变成内科医生的工作内容，这让弗洛伊德很恼火（Mosher & Richards，2005）。像各行各业中常见的那样，一切以公共安全的名义采取行动。著名医生约翰·米切尔宣称，"我们最诚挚地强调，任何一种疗法，无论是外科的、内科的、还是心理的，为着公众安全着想，都应由医生实施"（Caplan，1998，p.142）。

然而，在心理疗法被整合到内科医生治疗领域之前，有必要将宗教的和精神的基础当作精神病的一个科学代名词及补充（Caplan，1998；Harrington，2008；Makari，2008）。弗洛伊德精神分析为医学界提供了一个说得过去的、可以将心理疗法整合到基于唯物主义的医学行业中的解释。弗洛伊德天才般地综合了各种线索并将其发展成一个较全面的理论，它被专业领域所接受，并受到大众的欢迎（Makari，2008）。弗洛伊德理论的功绩可以去争论，也已经被充分论证过。不过，毫无争议的是，这个理论的魅力和影响力，在历史中已显而易见。弗洛伊德精神分析理论的发展以及被引入美国，正说明了一个令人信服的学说在它的领域中所能产生的巨大影响力。

弗洛伊德的精神分析理论与医学模式适应得很好。虽然弗洛伊德的理论观点逐年进化发展（并且已经远远领先于在克拉克大学的演讲水平），但基本框架还是相似的：（a）歇斯底里症（以及后来的多数精神病痛，包含很多身体病痛）是由某些创伤性事件（现实和想象的）被压抑到潜意识中引起的；（b）症状的性质与事件相关；（c）通过洞察事件和症状之间的关系可以缓解症状。弗洛伊德一生发明了很多种技巧来实现这种洞察，包括催眠、直接问询、梦的解析、移情分析、自由联想。医学疗法的一个重要特性是某种障碍总对应一种特定疗法，也就是说一种疗法的特殊成分通过某种机制修复了某种障碍；当洞察是关键元素时，精神分析则是特异性的。心理治疗的特异性依然还是个热点话题，在后面我们会继续讨论。

弗洛伊德是名内科医生，这一点极其重要。后来，精神分析在介绍其心理概念（例如，自我和本我）时又受到严重的批评，因为它们是不可观察的，但这一点在 1909 年似乎并不重要。有一点可以确认，当精神分析理论被美国医学界接受，当精神分析变成内科医生的工作权限时，心理治疗开始作为一种医学实践滥觞于美国。

心理治疗在美国的兴起源于两个重要方面（它们彼此相关）。第一，从弗洛伊德之前的基督科学派运动、以马内利运动、波士顿精神病理学派到精神分析的转变过程中，道德的、宗教的、心灵的元素被抛弃，心理治疗变成一个职业活动。第二，心理治疗，作为一项实践，在尚未成为一个行业之前就与医疗卫生系统有着密不可分的关系。虽然精神病学在很多方面抛弃了心理治疗以支持精神病学，但是心理治疗与医疗卫生系统之间在很多方面依然有直接或间接的关联。

相互冲突的理论的出现

很明显，弗洛伊德的精神分析理论与医学模式非常契合，并提供了一个被医学接受的强有力的理论基础。实际上，它促进了心理治疗作为医学实践的发展。然而，精神分析是一个不断发展的理论，例如，无意识成分在不同时期有不同的起源，如早期的性虐待、幻想的禁忌的性需求、各种创伤（例如，军事创伤）。相比于科技的发展，更多的是批评导致精神分析理论的这些或其他变化（Harrington，2008；Makari，2008）。不过，弗洛伊德固执地认为，如果不严格遵守他所制订的治疗程序，那么治愈将不可能发生。这导致了他与很多杰出心理学家之间的决裂，像约瑟夫·布洛伊尔、阿尔弗雷德·阿德勒，以及卡尔·荣格等，他们都提出了自己的分析理论以及不同的治疗程序。这些争论的基础集中在病理学的本质和疗法的特异性上，其中很多争论都是关于病理学本质方面的，并且都认为治愈关键在于是否揭露了潜意识的性冲突（Makari，2008）。当然，在当时，几乎没有研究可以印证或推翻弗洛伊德的主张。

20世纪初，实证主义运动（见第3章）强调，观察是"科学"的基础，要避免那些不可被观察的却起调节作用的理论概念。依据于此，攻击精神分析理论的一方来自那些主张心理学应该建立在实验室研究基础和可观察的外显行为上的人以及那些避免使用像自我和本我这种心灵概念的人。巴甫洛夫的经典条件反射研究详细地展现了动物如何习得一个条件反应，一个条件反应如何消退，以及如何诱发实验性神经症。在著名的"小阿尔波特"实验中，华生与罗莎莉·雷纳证明，通过让一个非条件刺激（即一个大的声音）与一个条件刺激（即一只老鼠）配对出现，一个恐惧反应就可以被条件化，以至于这个条件刺激也能引起恐惧反应（J.B. Watson & Rayner，1920）。尽管华生与雷纳并没有治疗阿尔波特的恐惧症，但玛丽·琼斯使用经典条件反射为另一个害怕兔子的小男孩实施了脱敏治疗，通过逐渐靠近条件刺激（兔子）而实现的。

    学习理论的第一个临床应用包含一个程序，被命名为系统脱敏，是由约瑟夫·沃尔普发明的。他和弗洛伊德一样，是名内科医生。他不认为精神分析是治疗心理疾病的唯一方法，所以他借用巴甫洛夫、华生、雷纳、琼斯的研究来探究如何用吃———个与恐惧不相容的反应，来消退对猫的恐惧反应，这个反应是条件化的。他通过使用由艾德蒙·雅各布森发展的渐进放松训练扩展系统脱敏的应用范畴，将渐进放松作为治疗焦虑病人的不相容反应。经典条件反射的这种临床应用在沃尔普的代表作《交互抑制的心理治疗》中被描述得很清晰。这本书出版于1958年，饶有趣味的是，这时，内科医生对精神分析实践的限制也开始放松。

    行为主义被称为心理治疗的第二思潮，从一开始，行为主义学家就对第一思潮——精神分析有明显的蔑视，认为其理论的本质并不科学，缺乏与可观察现象的联系。早在1920年，华生和雷纳就嘲笑过精神分析的基础：

弗洛伊德学派发展了 20 年，除非他们的基本假设发生改变，否则他们分析小阿尔波特为什么对一件豹皮外套感到恐惧时（假定他在那样的年纪可以做精神分析），很可能会是：从他对一个梦的描述中梳理出他们的分析，结果是阿尔波特在三岁时曾试图玩弄母亲的阴毛，遭到了粗暴的责骂（p.14）。

费舍曼和弗兰克斯（1992）将华生所关注的行为主义描述为科学：

华生认为，如果将心理学变成一门科学，那它的"研究"对象就必须是唯物的（不是唯心的）、机械的（非人神论的）、确定的（非自由意志所认可的）、客观的（非主观的）（p.162）。

当认知在实验心理学界获得了更多支持票数的时候，某些行为主义心理学家通过整合来访者的观念实现了对行为主义模式的扩展。这在行为主义中是一个很大的改变，因为认知是主观的，是客观的观测者无法获得的。认知行为疗法包含几个假设（CBT: see Fishman & Franks，1992）：（a）人类对环境中的刺激并不是简单地反应，而是对刺激进行心理上的表征；（b）人类的许多学习都是受认知调节的；（c）来访者的认知（态度、预期、归因）对心理治疗很重要，改变这些认知可以减少痛苦；（d）治疗师的作用包括评定不适当的认知，并像个教育者和顾问一样服务来访者，设计学习方案来改变认知和不适应的行为以及与之相关的情绪。早期的认知心理学家和研究者有奥尔波特·埃莉斯、阿伦·贝克、迈克尔·马奥尼、唐纳德·梅肯鲍姆，他们有的是行为主义心理学家，有的则是从完全不同的学派转移过来的（例如，奥尔波特·埃莉斯曾是个精神分析学者）。

认知理论是行为主义理论的分支（Frishman & Franks，1992）还是应该被归为一个不同的范式（Arnkoff & Glass，1992），至今尚无定论。一些人认为，认知过程被检测和评估的方式与行为主义疗法类似，可以经由行为原理被改变，并可以与更多的传统行为技术相结合。另一些人则提出某些认知理论与行为理论是有区别的（Arnkoff & Glass，1992，Frishman & Franks，1992）。然而，认知主义和行为主义在理论、概念、历史背景、派系上，存在着很多的相似性。可以说，认知行为疗法（CBT）在世界范围已经成为一种占优势的理论性手段；对于某些人而言，心理治疗就是CBT。美国国家公共广播电台《全面考虑》（Spiegel，2004）节目中曾报道过对一个有社交恐惧症的女人所进行的治疗。节目一开始就有这样的描述："认知行为疗法是心理治疗中发展最快也是被研究得最多的理论。它的发展之快以至于当美国人说他们正在接受治疗其实就是正在接受认知行为治疗。"尽管有人提出争议，认为CBT与它的这种优越性有点名不副实，但是CBT的发展和科学检测已经让心理治疗在美国以及其他一些国家的医疗卫生体系中成为一项性价比高、受人尊重的干预措施。

第二次世界大战之后，心理治疗的"第三思潮"，被称为人本主义的或经验主义的理论取向，出现在现代理论界中，并尝试为曾经历过大屠杀和战争的人重构生命的意义（Engel，2008）。这一类疗法的理论取向大致上以哲学家（例如，克尔凯郭尔、胡塞尔和海德格尔）的理论为根基，并且具有共同点：（a）现象学观点（即，治疗必须包括对来访者世界的了解）；（b）假定人努力寻求成长和自我实现；（c）坚信人是自我决定的；（d）尊重每个个体，不管他是什么身份或者行为表现怎样（Rice & Greenberg，1992）。人本主义理论中最广为人知的是卡尔·罗杰斯的人本主义理论、弗雷德里克·皮尔斯的格式塔完形理论，还有以罗·洛梅和维克多·弗兰克为代表的存在主义理论。虽然罗杰斯是第一个记录了咨询的场次、调查了心理治疗过程的人，但依然改变不了人本主义理论的非医学、非实证（例如学习理论）基础。相比医学和自然科学而言，人本主义理论在许多方面更像哲学。

人本主义理论发展了多年，同样，心理动力学和行为主义也在不断演化。莱斯利·格林伯格、罗伯特·埃利奥特、柯克·施耐德，与其他人一起，继续发展和研究着人本主义和经验主义理论的变化过程（Elliot & Greenberg，2007；Elliott，Greenberg，& Lietaer，2004；L.S. Greenberg，Elliott，& Lietaer，1994；Scheider，2008）。对过程和结果两方面进行广泛调查后，过程经验理论或者又叫情绪聚焦理论，被认为是其中一个优秀的变异理论，它有六大法则：第一，情绪体验是重要的人类机体功能，并且是个动态的过程；第二，治疗师的出现和真实性允许了人类依恋性的存在，从而发生新的依恋体验；第三，依恋关系和自我决定都被看成一个不断演化的、具有适应性的人类动机；第四，完整性是具有适应性的，并受情绪调节，过多的情绪控制是不健康的；第五，个体的差异性（多样性）和多元性，以及平等性和被授权性是要追求的目标；第六，成长源于先天固有的好奇心和具有适应性的情绪过程，并导致了差异性和适应上的弹性（Elliott & Greenberg，2007）。

虽然精神分析自身也在不断地演化和发展着，但像行为主义理论及与之密切相关的认知理论一样，人本主义理论的出现，对精神分析的绝对优势同样是一个挑战（Eagle & Wolitzky，1992；Kernberg，Yeomans，Clarkin，& Levy，2008；Makari，2008）。精神分析的当代变体往往被称为心理动力学理论。弗洛伊德理论的一个主要变体是客体关系学派，它强调人们对其他人依恋的需要以及对早期依恋关系的内化。治疗并不必然依赖于将潜意识意识化，而是依赖于用一个好客体（即心理治疗师）取代内化的坏客体，比如儿童早期经验中一个胡乱惩罚的父母。在这个过程中，治疗联盟成为一个很重要的治疗工具。不仅对移情进行分析，治疗师还要作为一个好客体回应着。在治疗中当来访者发生退行时，"应该做到，促使所退行的点停留在那些得到了发展的结构上，并沿着新的、更好的路径发展"（Eagle & Wolitzky，1992，p.132）。

另一个与心理动力学理论关系密切的是人际关系疗法，由亨利·沙利文提出。在这个理论中，与重要他人的关系是个人内部世界中至关重要的元素。焦虑产生于人际交往过程中，最初发生在婴儿与母亲之间，但成年后又与其他人建立起相同的交往模式。在人际关系疗法中，作为观察者的治疗师变成了一个互动式的治疗师，"治疗师不再只是一个观察者，仅仅关注病人人际交往的主要模式，而是治疗的一部分，既是主体又是客体。"（Eagle & Wolitzky，1992，p.134）科勒曼和他的同事将这个方向发展为情绪焦点疗法（Kerman, Weissman, Rounsaville, & Chevron，1984）。

　　心理治疗中理论模式的发展有许多重要方面一定要谨记。首先，心理治疗中的释义模式显然是不同于那些医学的。在医学中，对于某个具体疾病而言，一般有这个疾病的标准病因解释，以及基于这个解释说明之上的一种或几种疗效不相上下的治疗方法。在心理治疗中，对疾病的界定和治疗理念都在发展过程中。有人大致统计过，有 500 多种独立的心理治疗理论，并且，这个数字还在不断增长（Kazdin，2000）。有趣的是，许多心理治疗理论首先是在治疗一个具体的障碍中发展起来的：精神分析起源于对歇斯底里症的治疗，认知行为疗法源于对抑郁症的治疗，行为主义疗法则源于对回避型人格障碍的治疗。所有这些疗法都已得到扩展，从而形成了更综合的框架以治疗更大范围内的心理障碍。许多人将理论方法上的百花齐放看作心理治疗发展的有利因素，并为治疗师和来访者提供多种选择。

另外，我们可以得到一个令人信服的结论：心理疗法更多的是一种文化沉淀，而不是科学心理学理论的实践结果（Engel，2008；Fancher，1995；Langman，1997；Makari，2008；Pilgram，1997；Tayor，1999；Wampold，2007）。实际上，一些人提出，各种心理疗法的影响力其实就是它们作为一项治疗实践的社会认可度（Anderson，Lunnen，& Ogles，2010）。精神分析并不是来访者被动接受的心理疗法，随着精神分析的广泛传播，来访者对它的认可度提高，就有更多来访者主动要求进行精神分析。

理论的扬场与筛选

如今各心理疗法之间并没有形成一个和谐共处的局面。如前面所讨论的，由于在理论和实践上的分歧，许多弟子都被驱逐出弗洛伊德的内部圈子。行为主义者发现弗洛伊德理论是不科学的，并四处宣扬。从大多数心理治疗发展史来看，每当建议者提出一个理论并抛出一个看似不可思议的奇迹般治愈的戏剧性案例时，这种优越性都有些夸张成分，而不全是客观的。诺克斯和纽曼（1992）声情并茂地描述了这一现象：

理论取向之间的竞争在心理治疗历史上由来已久，并混杂不清，可以追溯至弗洛伊德时代。早期，心理治疗理论之间像互相争斗的兄弟姐妹，在一个"教条吃教条"的环境中争夺注意力和影响力……互相竞争的各种理论取向的追随者之间的反感和幼稚的辱骂构成了那个时代的主旋律（p.3）。

理论方法的增加为心理治疗实践带来的几个问题令人头疼。第一，与医学界建立了表面上看起来不错的病因解释并且每一种疾病只对应一个或少数几个疗法不同的是，心理治疗有很多相互竞争的理论和疗法，这一点对于很多人而言既是显而易见的，又是使人不安的。第二，许多理论、疗法以及心理科学之间的相关度是低的。一些理论的倡导者因他们的理论与心理科学关系紧密而引以为傲（例如，行为主义和认知疗法取向的治疗师），有些流派对此表示冷淡（例如，精神分析和人本主义取向的治疗师），而其他一些人实属另类（例如，思维场治疗师、隐喻）。在1996年，辛格和拉里奇（1996）出版了一本名为《“疯狂”治疗》的书，向大众介绍了他们认为并不是完全不合理、处在边缘地位的疗法。然而，需要讨论的是，区分心理治疗中的合理与不合理疗法有点棘手——在具体操作时，对某个人而言是个好的模式，而对另一个人而言则是一种边缘治疗模式（例如，眼动脱敏与再加工疗法；见 Davidson & Parker，2001；Herbert et al.，2000；F. Shapiro，1989）。第三，500多种疗法让大众对心理治疗的性质产生困惑，并且可以想象的是，这也使教育和培训心理治疗师时更加困难。第四，为了成为卫生保健系统认可的疗法，心理疗法间竞相争斗；而疗法不受约束的多样性，且每一种都宣称有效，对于第三方付款人（即心理服务来访者）而言并不是一件好事，因为他们都想用最少的花费获得最好的精神卫生服务。

在美国，为了应对疗法的增加而引发的一些问题，临床心理学界（美国心理学会的第 12 分会）委派了一个特别小组（负责心理学程序的推广和传播的工作小组，1995）来评估哪些是科学有效的疗法。这个项目的目的是"找出一种有效的心理治疗方法来指导临床心理学者、第三方付款人，以及大众"（负责心理学程序的推广和传播的工作小组，1995，p.1）。如果一种疗法符合特别小组制订的一系列标准，那么它就被标记为实证有效疗法（EVT）。开始的时候，特别小组评估出有 25 种疗法符合标准，而这些疗法也因此被称为实证有效疗法（Garfield, 1996; Task Force on Promotion and Dissemination of Psychological Procedures, 1995）；1996 年，标准重新制订，实证有效疗法中的名单得到了扩展。特别小组曾小心谨慎地提出，那些不在列表中的疗法可能也有效，这就产生了一种二分法：一些疗法被指定为实证有效疗法，而其他的则不是（Garfield, 1996; Henry, 1998; Wampold, 1997; Western, Novotny, & Thompson-Brenner, 2004）。一个很重要的方面就是，实证有效疗法项目通过研究（主要是临床实验）从 500 多种心理治疗疗法中筛选出确实有效的一部分疗法（少于 50 种）。世界上的其他国家也在努力把心理治疗限制在"科学方法"上（例如，德国，见Schulte, 2007）。对过多的心理治疗理论进行筛选以辨认出"有疗效的疗法"看上去似乎是一项值得继续的既合理又明智的方法。

然而，实证有效疗法运动招致了很多批评和反对（Garfield，1996；Henry，1998；Wampold，1997；Westen et al.，2004），这些批评与反对足以说明心理治疗领域中的各种张力。

实质上，所有的批评都包含了同一个观点，就是对心理治疗疗法进行筛选将会给予那些被包含在实证有效疗法序列中的疗法或者其他一些被归类为"科学的"心理疗法以特权，而将那些没有纳入此类的心理疗法置于非常不利的境地。加菲尔德（1996）早期提出关于科学上的不确定性以及结论不断发展的特性的观点，都涉及对某种疗法是否可以永远被验证的关注。与这种观点相对，"被验证"受到"被支持"的挑战，即在1998年，心理疗法要满足被称为"实证支持疗法"（ESTs）的标准。

有些批评则提醒大家要注意实证有效疗法/实证支持疗法项目与心理治疗的医学模式之间的紧密结盟（Garfield，1996；W.P. Henry，1998；Messer，2004；Wampold，1997，2001b；Wampold & Bhati，2004）。实际上，辨认出那些被证明是有效疗法的背后动机之一是能在卫生保健系统中更具竞争力："如果临床心理学要在精神病学全盛期生存下去，那么APA必须要强调一系列被证明有效的心理治疗疗法的优势"（负责心理学程序的推广和传播的工作小组，1995，p.3）。但是，医药协会的做法更具有前瞻性，将一种心理治疗方法指定为一种实证支持疗法的做法正是仿照美国食品药品监督管理局（FDA）界定有效医学治疗模式的标准而制订的（Wampold，2001b；Wampold，Lichtenberg，& Waehler，2002）。

这些标准规定了两个随机控制实验要显示出相比较某一类型的安慰剂而言该疗法具有疗效上的优越性，这类似于 FDA 对药物的相应要求。实际上，工作小组以确定专业性而著称，并遵循医药学标准制订心理疗法的有效性标准：

我们（工作小组）相信，相对于等待一个控制组清单而言，光确立有效性是不够的。和那些提出许多随机双盲对照研究以支持他们干预的效应性的精神病学家相比，对证据的依赖会将心理学家带入一个严重不利的境地（负责心理学程序的推广和传播的工作小组，1995，p.5）。

另一个需要注意的是，标准偏向于某些特定的心理疗法，这造成了特权现象。因为这些标准规定了要么有临床实验，要么有可重复的单一被试设计，并且所有的心理疗法都要有心理治疗指导手册（Kiesler，1994），也就是说，这对行为主义疗法和认知行为疗法更有利（Garfield，1996；Henry，1998；Messer，2004；Wampold，1997，2001b；Wampold & Bhati，2004），而对于那些有更多人本主义传统的疗法而言则更不利（Schneider，2008）。行为干预比其他方法更适用于单一被试设计；指导手册对于那些结构性疗法更适宜，如行为主义疗法和认知疗法；临床实验耗资巨大，而研究基金更倾向于资助行为主义疗法和认知疗法。

还有一个批评是这些标准的关注焦点只集中在疗法的识别上，这样就不再强调治疗方法之间、治疗师之间，以及疗法实施的背景之间的共同因素（Garfield, 1996; Henry, 1998; Messer, 2004; Wampold & Bhati, 2004）。在接下来的章节中，我们将会呈现共同因素与背景对于疗效而言至关重要，而所实施的疗法对疗效的贡献率非常小。也就是说，实证支持疗法所关注的都是一些在实施时忽略了关键变量的疗法（Wampold, 2001b, 2007）。

虽然对实证支持疗法提出了以上一些批评，但毫无疑问它在向公众证明心理治疗的有效性上扮演了至关重要的角色，并促使心理治疗成为美国医疗卫生服务体系的一种合法疗法（Barlow, 2004; Wampold, 2007）。不过，关于实证支持疗法所产生的争论对于研究心理治疗理论相当重要。一个纯正的实证支持疗法所关注的焦点是那些疗法有效性的科学证据（即实证支持疗法）即指导和训练；在本丛书中，我们采纳的是一个更自由宽泛的观点——通往心理治疗的很多路径都是合法的，并且有科学证据支持这个立场。

试图努力更新实证支持疗法清单的时代已经过去，工作小组从 1996 年开始就不再发布新的报告。不过，试图辨认出那些已经获得实证支持疗法并将它们与其他疗法区分开来的做法还在继续。医学界近期发起了一场运动，试图用实证研究来提高疗效。在医学中，循证实践是"将系统研究结果与临床经验及患者评价相整合"（Sackett, Straus, Richardson, Rosenberg, & Haynes, 2000, p.147）。循着医学的这条路径，美国心理学会将循证实践的概念引入心理学中，界定循证心理治疗为"最有效的研究与在由患者个性、文化和偏好组成的背景中的临床经验相整合"（APA 管辖下的循证实践的工作小组，2006，p.273）。关于证据的本质，APA 特意采取一个更加广博的视角：

最佳研究证据指的是与干预策略、评估、临床问题，实验室和场背景中的病人群体相关的科学数据以及心理学与相关领域中的基础研究的临床数据。APA 认可的研究证据类型很多（例如，功效、效能、成本效率、成本收益率、流行病学的、疗法应用），这些类型的证据有助于有疗效的心理学实践地位的确立（APA 管辖下的循证实践的工作小组，2006，p.274）。

APA 关于循证实践的政策并不支持实证支持疗法的观点，也不支持任何系统通过展现疗效上的证据而指定某种疗法优于其他疗法的做法：

工作小组对特定障碍的疗法不做具体推荐，也不公开支持治疗某种特定障碍的方法，即使这种特定的、被设计用来治疗某个具体障碍的方法，已经经过验证并在心理学实践中公认是最合适的（Wampold, Goodheart, & Levant, 2007, p.617）。

循证疗法（evidence-based treatment，EBT）这个术语是指那些确实证明有效的疗法，这一点很重要（De Los Reyes & Kazdin, 2008）。然而，这个术语并不是实证支持疗法的同义词，因为循证疗法并没有建立可被广泛接受的标准，也没有心理学工作小组来承担评价及与制订标准相关的证据工作（Westen, Novotny, &

Thompson-Brenner，2005），尽管已经有了很多假定的评价体系（De Los Reyes & Kazdin，2008）。循证疗法这个标签通常用来推广某个特定疗法，指出这种疗法因为有证据支持所以应该享受特别优待。哪一种疗法被指定为在疗效上有科学证据支持，在一定程度上有着历史、特权、文化背景的因素。例如，在德国，心理动力学疗法和认知行为疗法获得科学咨询委员会的"科学地承认"，而这个委员会则负责决定哪种心理疗法将会获得资助（Schulte，2007）。

　　到目前为止，我们已经考察了心理疗法的起源以及心理治疗的各种理论方法。我们有大量的心理治疗理论和方法，这些方法的倡导者同时也是它们的重要性、使用度，以及效用性的热情的支持者；正是这种热情使心理治疗理论百花齐放，并使之不断完善。然而，在20世纪70年代，"许多人对这种拥护单一的理论派滋生不满，并同时产生了一个需求：打破理论派系的界限，从其他视角来研究心理治疗及其发展，我们到底能获知些什么"（Arkowitz，1992，p.262）。在下一节中，我们将会对这些替代选择进行简要讨论。

拥护某个理论的替代选择：理论的整合、技术上的折中主义、共同因素以及后现代方法

　　有三种策略来打破单一理论派系的方法：整合、折中以及共同因素。此外，确保心理治疗是有效的，并被各种文化群体接受的要

求，产生了多元文化的咨询和心理治疗运动，这是多种理论的相互渗透，而非一种简单意义的整合。

理论的整合

理论的整合是指将两个或两个以上理论整合为单个概念。这种整合可以追溯至多拉德（Dollard）和米勒（Miller，1950）的著作《个性与心理治疗：从学习、思考、文化方面进行的分析》，这本书整合了精神分析和行为主义的观点，为神经症提供了一种解释（Arkowitz，1992）。所提供的疗法是一个组合模型，包含自我控制策略和家庭作业，即将行为主义疗法引入精神分析当中。然而，多拉德和米勒的疗法模型只有很少的追随者，也许是因为精神分析和行为主义都保持着它们的正统性，抵制这种"组合势力"的观点（Arkowitz，1992；Stricker & Gold，1996）。

20世纪60年代到70年代，可以看到疗法间的严格界限开始松动。心理动力学取向的治疗师的工作变得更加有结构性，更注意搭配场策略，更倾向于让来访者承担责任（Arkowitz，1992），而同时行为主义治疗师开始允许将起调节作用的成分，如认知，导入他们的模型中，并开始承认偶然因素对于行为塑造的重要性，如治疗关系（Fishman & Franks，1992）。这种界限的松动为瓦赫特尔（Wachtl，1997）的著名的精神分析和行为主义疗法的整合——"精神分析和行为主义疗法：趋向于整合"的形成创造了条件。瓦赫特尔提供了一个关于人格和病理学的整合理论，以及一个与之相应的治疗手段的变体。阿尔克沃兹（Arkowitz）总结瓦赫特尔的整合基础如下（1992）：

> 从心理动力学视角看，他（瓦赫特尔）强调无意识的过程、冲突以及意义和冥想的重要性会影响我们与世界的交互作用。从行为理论的视角看，包含的元素有主动干预技术的使用，对行为发生的环境背景的关注，治疗中患者目标的关注，以及对个体经验的尊重……主动的行为干预也可能是新洞察的来源，而洞察又可以促进行为的改变（pp.268-269）。

瓦赫特尔的工作为理论的整合构建了一个模板，在这个模板里存在着与理论的综合体相应的一系列治疗行动（Stricker & Gold, 1996）。瓦赫特尔的工作不仅提供了一个混合模型，而且影响了实施行为主义疗法和心理动力学疗法的方式——心理动力学治疗变得更加关注治疗的阶段性目标以及达到这些目标的行为，而行为主义治疗师则被允许使用心理动力学术语将案例概念化。

自瓦赫特尔的工作以来，心理治疗的整合在数量上以及理论派和实践者所表现出来的兴趣上有了发展（Wampold, 2005），关于这个主题有两本手册可以证明这一点（Norcross & Goldfried, 1992, 2005）。理论的整合，作为一项运动，必须抓住几个重要的问题（Arkowitz, 1992; Wampold, 2005）。不过，这种整合运动也存在一些风险即某些整合方法凭借自身的影响力而变成另外一种理论取向，加剧了治疗理论和方法的膨胀。当前，绝大多数拥有复合名字的心理疗法，就是各种理论观点和技术手段的融合。例如，认知行为疗法就是将认知心理学的原理整合进行为主义的框架中（Fishman & Frank，1992）。各种正念技术已经被整合到CBT中（例如，辩证行为疗法；Linehan et al.，2006）。整合模型引发了几个令人感兴趣的研究课题：如果整合模型是有效的，那么（a）它是否比形成它的单个理论更有效？（b）这种有效性到底是整合带来的还是其中某一种或某几种成分带来的？尽管这样，那些否认只有"唯一正确的治疗理念"以及那些对多种理论持开放态度的人对理论整合有很大的兴趣；来访者也欢迎这种更具灵活性的整合，并能从中获益。

技术上的折中主义

1969年，保罗提出一个问题，"对于那些带着自己特定问题的来访者而言，什么疗法、什么流派是最有效的，需要哪些背景条件，疗效是如何产生的"（p.111）。折中主义心理疗法通过依据特定障碍、来访者的个性，以及障碍发生的特定背景而为每位来访者找出最佳疗法去试图回答保罗的这个问题。在折中主义疗法中，寻找最佳的干预手段需要经验驱动，理论则变得不那么重要。折中主义疗法的最著名代表莫过于阿诺德·拉扎勒斯（Arnold Lazarus）的多功能疗法（例如，Lazarus，1981）和拉里·博伊特勒（Lany Beutler）的系统折中主义疗法（例如，Beutler & Clarkin，1990）。虽然这两种方法都有社会学习理论基础，但它们在具体治疗时并不限于某种技术手段。折中主义技术理论中一个常见的例子就是那些特别反感咨询师提出劝告和建议（即有高阻抗倾向）的来访者可以从相对非结构化的疗法中获得最大收益（Beutler，Harwood，Alimohamed，& Malik，2002）。

共同因素

近些年来，人们热烈讨论的是共同因素的概念，即在治疗中起作用的方面应该是那些各种疗法都共同拥有的因素，而不是某个疗法的特殊成分。共同因素是指那些在绝大多数或所有心理疗法中都出现的治疗变量，例如，有共情能力的咨询师，努力想摆脱不幸的来访者，治疗方案，以及希望的创建。正如共同因素这个概念看上去的那样现代化，它起源于 20 世纪早期。早在 20 世纪 30 年代，心理疗法的数量就开始明显增加。正统精神分析开始给由以卡伦·霍尼、阿德勒、荣格、哈里·沙利文为代表的新弗洛伊德学派提出的各种衍生疗法（Cushman，1992）让路。而同时，基督教科学派却仍钟情于以信念为根基的心理干预方法。随着每种疗法的拥护者不断地看到这些疗法的显著效应，心理治疗有效果的论断成为不争的事实，这对于一门新兴行业而言至关重要。当然，这里需要强调的是，每种疗法的疗效主要归因于严格遵循固定程序的治疗师所实施的特定且强有力的干预。

20 世纪 30 年代，罗森茨威格（Rosenzweig，1936）有预见性地观察到也许各种心理疗法的疗效是所有疗法共同拥有的某些方面带来的，这在当时无疑是一种异端邪说。罗森茨威格提出，由一个持这种治疗理念并受过专业训练的治疗师提供的所有治疗方法将会导致大致相同的结果，也就是说，方法的特异性并不是关键：

骄傲的治疗理论拥护者，通过展示成功案例宣称，他们的理论体系是正确的，而其他的则是错误的，即使有时候并不是明着说的……（但是）我们很快就认识到，除了有计划地使用的方法以及治疗师意识中所持的理论基础以外，在任意治疗条件下必定存在某些特定的未发现的因素，这些因素甚至可能比那些有目地运用的因素更重要。

罗森茨威格（1936）用《爱丽丝漫游奇境记》中的一个故事来比喻各疗法实施的结果之间的大同小异性，"最后，渡渡鸟宣布，'所有人都是赢家，都应该获得奖牌'"（p.412）。这个比喻能够成立，要归功于路博斯基（Luborsky）、辛格（Singer）和路博斯基（Luborsky，1975）的一篇首创性文章。这篇文章的副标题使用的就是这个短语，并提供了研究证据表明也许罗森茨威格是对的。这样的提法如今仍旧存在，人们将这种疗法间的大同小异性简称为"渡渡鸟效应"。关于这种反直觉性观点的经验主义证据将在本书的后面一章讨论（见第4章）。

20世纪60年代，共同因素的概念受到一定程度的欢迎，使其名声大噪的是杰罗姆·弗兰克的研究。他在《劝说与治疗》（Frank and Frank，1991）中对它进行了描述。弗兰克模型实际上是一个关于治疗实践的跨文化研究模型，其中心理治疗是一个特殊情况（Wampold，2007），它有四个构件。第一个构件，是治疗师与来访者在情感上的联结及相互信任的关系。第二个构件是治疗实践的背景。在这个背景中，治疗师被赋予一种专业身份，即被认为是有能力进行治疗的。在心理治疗中，治疗师是专业的（即受过训练，有学历和职业证书），来访者认为是有疗效的，并且一切以来访者的最大获益为重。

第三个构件是能为治疗师行为提供强有力的解释的理论依据，且这个依据必须是令人信服的，并对来访者而言是有影响力的。在弗兰克及其他人看来（Wampold，2007），这些理论依据不必非常完美，他继而用术语**神话**来替代理论依据——也就是说，重要的是对来访者病症的解释被来访者所接受，并能为现有问题提供一个解决方案（Wampold，2007；Wampold，Imel，Bhati，& Johnson Jennings，2006）。在心理治疗中，所谓的理论依据或神话就是治疗师所使用的理论模型。

第四个构件，也是最后一个构件，是治疗方法，被弗兰克称为**程序或流程**。每一种心理疗法都有一套与本疗法的理论依据相一致的固定程序。例如，心理动力学治疗师总在做解释；经验主义治疗师帮助来访者探索当前的体验和情绪；认知主义治疗师帮助来访者改变不合理的、适应不良的认知观念；行为主义治疗师负责创造机会使来访者暴露于令人恐惧的刺激。

弗兰克模型认为，一种强有力的理论和依据的存在以及与依据相一致的治疗程序就是所谓的共同因素，因此，任何缺少这些元素的治疗程序就没有包含心理疗法的基本方面。在心理治疗的各种临床实验中，控制变量由这样一些治疗变量组成，即来访者向一个治疗师进行咨询，这个治疗师对来访者做出回应，并回应来访者的情绪，但是不提治疗依据，也不提治疗程序之类，尽管治疗师自己知道怎么去做。对照弗兰克模型，这样的条件并不包含所有的共同因素，缺少两个最重要的共同因素：理论依据（神话）和疗法（程序）。理论依据和疗法对于理解心理治疗是如何起作用的很重要。

自罗森茨威格（1936）提出疗法的共同因素是心理治疗疗效的主因后，人们就一直致力于辨认并罗列出所有心理疗法所共有的因素。戈德菲尔德（Goldfried，1980）从技术到理论层面讨论了抽象的策略层面，并提出在这个层面上进行评估可以提炼产生疗效的共同因素。他认为所有的心理疗法可能拥有两个共同因素：为来访者提供新的正确体验，并为来访者提供直接反馈。卡斯顿圭（Castonguay，1993）注意到对治疗师行为的关注，例如治疗策略，就会忽略心理治疗的其他共同因素。他用三层含义来解释心理治疗中的共同因素：第一层含义，共同因素类似于戈德菲尔德的抽象策略层面，指那些并非某个具体疗法所特有的，而是治疗的总的方面（即所有方法都拥有的因素），如洞察、正确体验、情绪表达以及获得控制感；第二层含义，共同因素指的是一些附属于治疗程序的因素，主要是指社会人际因素，这第二层含义包括了治疗背景和治疗关系（例如，工作同盟）；第三层含义，共同因素包括那些对结果产生影响却不属于治疗策略或与人际社会背景相关的因素。这后面一层含义包括治疗过程中来访者的预期和卷入程度。

当意识到共同因素可以被轻而易举地罗列出来时，研究者便致力于为共同因素概念设置一个框架。格伦凯维基（Grencavage）和诺克斯（Norcross，1990）回顾了大众对疗法之间共性的讨论并把这些共性分为五大方面：来访者特征、治疗师品质、改变过程、治疗结构以及关系元素。兰伯特（Lambert）将使心理治疗产生疗效的各种因素按其重要性划分为四大类：（a）来访者／外来因素；（b）关系因素；（c）安慰剂、希望以及期望因素；（d）模型／技术因素。在兰伯特看来，来访者／外来因素是最重要的因素，它包括来访者特征和治疗之外发生的事件。非常明显，治疗中所发生的很多状况都跟来访者的动机、资源（如社会支持）以及人格结构有关，有时也与某些事件有关联，这些事件有的是治疗结果直接产生的（如一个抑郁的丈夫与妻子谈论他的痛苦），有的则是意外产生的（如来访者的父亲或母亲突然去世）。兰伯特认为第二重要的因素是关系因素。它包括与治疗师的关系中的所有方面，即这个治疗师必须是诚恳的、有移情能力的、有同情心的，并有助于推动问题的解决。第三重要的因素是安慰剂、希望和期望，这些因素具有驱使来访者在治疗背景中向一个专业人士寻求帮助的功效，即来访者相信治疗将会是有益的。兰伯特认为，导致治疗成功的最后一个重要因素是模型／技术因素，即心理治疗的某些效应是由特定疗法的特殊成分带来的。一本畅销书叫《变化的心与灵魂》

（Hubble, Duncan & Miller, 1999a）就是以兰伯特的分类思想为基础编排的（Hubble, Duncan & Miller, 1999b），进一步扩大了共同因素的影响力。

关于共同因素的各种讨论存在一个问题：这些因素是单个地起作用，还是作为一个整体起作用？其实，弗兰克（Flank & Flank, 1991）的模型是一个整合模型，解释了各种共同因素是如何相互契合在一起而形成一种治疗实践的。这种治疗实践与人类文明有史以来的传统治疗实践相类似（Wampold, 2007）。现在已经出现了整合模型的其他变体，其中以奥琳斯基（Orlinsky）和霍华德（Howard, 1986）、温伯格（Weinberger）及其同事（Weinberger, Rasco, & Hofmann, 2007）、瓦姆波尔德（Wampold）及其同事（Imel & Wampold, 2008；Wampold, 2001b, 2007）的研究为代表。

后现代方法

虽然后现代主义哲学很复杂又不好界定，但它所信奉的几种观点被当代心理治疗理论所吸纳。后现代主义认识到历史、伦理、道德，以及社会科学是在社会交互作用的背景中产生的，许多我们认为理所当然的事情实际上是由社会建构的，是权力塑造了我们所认为的"真相"，我们需要建立新的结构从而与各种文化相契合。

心理治疗的一个视角——多元文化心理咨询与治疗，就可以说来源于后现代主义。多元文化理论挑战了人们可以对属于心灵内部的精神障碍进行治疗而不用考虑外在的文化因素的观点，反而认为，无论在问题的表征中还是在治疗中，文化因素都必须是要考虑的中心（Coleman & Wampold，2003；Gielen，Draguns，& Fish，2008；Gielen，Fish，& Draguns，2004）。这种观点与一些特定疗法的发展轨迹并不相容，这些疗法指的是关于具体障碍的治疗方法，尤其是那些为问题假定了一个内心轨迹且忽视文化影响的治疗方法。在美国和其他国家，随着居民越来越多样化，多元文化视角成为必要。比如，在美国，一些调查研究显示少数民族比欧裔美国人获得更少的心理健康服务（Wang et al.，2005），尽管他们实际上很需要。那些低收入的个体、少数民族成员、外地移民，以及其他一些小团体（如同性恋者）体验到相当大的社会压力（William，Neighbors，& Jackson，2008）。

　　有几个心理治疗师早就注意到心理治疗与民族文化治疗有很多共同点（如 Jcromc Frank，1961）。虽然这些概念考虑了文化的作用，但是它们对为少数民族提供心理健康服务这样一些主题并没有清晰的认识。1962 年，在针对即将来临的人口多样化而进行的有预见性的讨论中，吉尔伯特·雷恩（C. Gilbert Wrenn）创作出版了《在变化世界中做咨询》一书。他创造了一个短语，文化胶囊咨询师，来形容不能理解来访者的文化对治疗的重要性的治疗师。并且，在这个变化的世界中，来访者的文化很有可能与治疗师自身的文化有很大的差异。正如彼得森（Pedersen，2001）描述的那样，"文化胶囊咨询师不顾文化差异，强制采用他们自己的价值参照标准，推行忽视合理证据或者理性一致性的内隐假定，对复杂的问题施行过于简单的技术取向上的解决方案，并把主流文化价值观视为普遍认同的观点"（pp.16-17）。尽管彼得森知道已经有心理治疗的"第四思潮"（继精神分析、行为主义、人本主义之后）这样的说法，但他还是宣称，多元文化心理疗法在理论舞台上绝对有资格占据举足轻重的地位（Pedersen，1990，2001）。彼得森和其他人一起进一步指出，一切心理治疗都是带有文化性质的，因为每一个治疗师和来访者都深深根植于他们的文化中。而且，一切治疗都要与这些文化价值观相互交融，或者更强硬的说法是，都要使用这些文化价值观。

从某些方面来说，多元文化咨询和治疗并不是一种治疗理论，但它对于治疗方法的改造或完善而言则是必要的，最终使这些疗法能有益于所有群体的来访者，并被他们接受。在20世纪的后几十年里，人们开始共同努力去熟悉为多样化个体提供服务过程中的动态性，这里的多样化指的是在人种、民族、文化、文化植入、性别认同、社会经济身份，以及躯体能力等方面的不同（Comas-Diaz，2000；Hall，2001；Ponterotto，Casas，Suzuki，& Alexander，1995；Sue，1998；Sue & Lam，2002；Sue & Zane，& Young，1994；Zane，Sue，Young，Zunez，& Hall，2004）。

2003年，美国心理学会（APA）为从事教育、培训、研究和临床实践的心理学者出版了一套指导方针。这套指导方针强调了三个方面，它们对心理治疗师的文化能力而言非常重要：知识、意识

和技能。知识包括关于其他文化的知识以及关于自我的知识。APA
关于循证实践的原则承认了治疗师的文化与来访者的文化之间的相
互作用："治疗师要知道他们自己的个性、所持的价值观和成长背
景与来访者的这些方面是如何相互作用的。"（APA 关于循证实践
的首席特别小组，2006，p.284）意识是指思考自己的文化与来访
者的文化之间交互作用的能力。技能包括对各种文化背景的来访者
进行恰当且有效反馈的能力。

　　人们感兴趣的是，在最初对欧美来访者实施的临床实验中获得
有效性治疗的方法是否可以被"移植"到来自其他文化背景的来访
者身上（Coleman & Wampold，2003；Gielen et al.，2008）。第一
种观点是，适用于所有人的实践是最好的（即可获得的最好疗法），
直到这时，我们才能有实验证据表明对于一类特定人群而言，某种
疗法优越于另一种疗法。第二种观点是，应该对现存疗法进行改进
以使之适应特定人群，即对某一特定文化群体用疗法 A 进行治疗
时应该采取一种文化敏感性的方式。第三种观点是，所有疗法都带
有文化成分，我们应该为各种文化群体重新发展一些具体的文化疗
法。这里的三种观点都存在一些根本的问题，并且很显然，我们缺
乏足够的证据来断定究竟哪个可以使各种文化群体获得最大收益
（Coleman & Wampold，2003）。

　　女性主义疗法（Brown，2006；Evans, Kincade, Marbley, &
Seem，2005）与多元文化治疗有很多相似之处，也可以被视作来
自后现代主义哲学。女性主义疗法认识到的是性别角色、性别角色

地位、对女性的态度、社会标准，以及与女性相关的其他一些社会、文化和法律观念将女性置于不利地位。而且，这些社会概念被杂糅到女性对幸福的理解当中，同时有许多人争辩道，它们也被融入男性对幸福的理解当中。女性主义疗法涉及赋权和平等主义，化解消极心理因素，并且同时适用于男性和女性来访者（更多信息，参见"心理治疗丛书"中的《女性主义疗法》一书；Brown，2009）。

和后现代主义以及人本主义传统相关的另一种疗法是叙事疗法（Angus & McCloud，2007）。叙事疗法假定人们的身份认同来自他们所创造的并说出的生活故事，也就是说，一个人的叙述故事形成并塑造了他自己在文化背景中的自我。来访者的问题夹杂在故事中，不过关注的焦点是故事的意义，而不是问题本身。随着治疗的进行，个体各个方面的生活意义都发生了变化，包括他面临的问题。

结　论

美国的心理治疗起源于一种少见的综合性视角，它包括宗教、心理学和医学。谈话治疗于 20 世纪初弗洛伊德在克拉克大学的演讲中阐述精神分析之前早已存在。精神分析为精神障碍及其治疗提供了一种强有力的心理学解释。然而，它的地位先是受到行为主义的挑战，然后是人本主义。接着，人们努力去整合理论，出现了折

中主义，并有人宣称疗法之间的共同因素比疗法的特殊成分更重
要，这让理论界变得混乱。最后，人们认识到心理治疗需要适应各
种文化群体，这让理论视角变得更复杂。于是，为了降低理论选择
的复杂程度，并为临床心理咨询师提供推荐疗法，大家开始努力去
评估哪些疗法比其他疗法更优越。这些评估的基础之一就是所评估
的疗法必须有充分的证据显示它们是有效的。

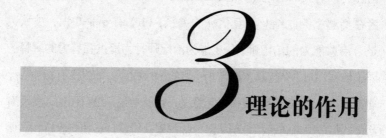

3 理论的作用

CHAPTER THREE

心理治疗理论是对人类心理运作及转变机制所进行的解释。前面的章节已经提到过，伴随着针对某些理论的优缺点所展开的激烈争论，产生了许多的心理治疗理论。然而，这些争论都忽略了一点，即理论在心理治疗过程及治疗结果中的作用。要了解理论在心理治疗中的作用，应该特别留意弗兰克（Frank）提出的几个使治疗有效的共同因素（Frank & Frank，1991）：（a）治疗师和来访者在情感上的联结及相互信任的关系；（b）有专业知识、被认为是有治愈能力的治疗师；（c）能为治疗师行为提供强有力的解释的理论依据；（d）有与基本原理相一致的治疗程序。如果没有相关治疗理论，这些共同因素将变得毫无意义，也就是说，没有理论，就没有治疗。每一位来访者都希望从治疗师那里获得是什么使自己感到困惑的解释，以及他们认为能帮助到自己的治疗方式。最后两个共同因素——基本原理和治疗程序，必须来源于治疗理论。治疗师必须要能将理论熟记于心，并能够就其与来访者进行有说服力的沟通。

本章将对心理治疗理论的以下几个方面进行讨论。首先，心理治疗理论的实质是什么。其次，讨论理论对于治疗师和来访者的重要性。最后，呈现了几个哲学课题，这些课题在针对什么是"优势"理论而展开的争论中揭示了一些另类观点。

什么是心理治疗理论的元素

众所周知，目前心理治疗理论百花齐放。它们是从不同的科学哲学理念当中衍生出来的，在许多重要的方面都不相同。虽然存在这么大的差异，但它们的结构相似，即这些理论都是为解决一些问题而提出的，同时也给出了各自的解决方案。本节描述了这些理论到底是为了解决什么问题。虽然很多理论并没有明确提出这些问题，但稍微深入探讨一下，就能很明显地看出这些理论是围绕这些问题展开的。

每个理论提出的第一个问题是，人类发展的核心动力是什么？比如，人类行为是受内在的生物本能驱动，还是外在的社会人际关系驱动？人性本善还是人性本恶？我们生来是一张"白纸"，由环境来抒写不同的人生吗？我们是环境的被动接受者，还是主动的塑造者？

这些问题可以归纳为两个基础问题：一个健康的人格有哪些特质？心理疾病是怎样发展的？一方面，这些问题关注内部变化，即人的心理机制发生了什么阻碍了个体的健康发展。另一方面，这些问题引出了一个更深的、关于"先天因素与后天环境相互作用"的课题。前一种观点认为人没有顺利度过心理发展关键期或一些特殊事件阻碍了正常发展。后一种观点认为，环境当中的一些特殊事件诱发了本身的病理性基因表达。

所有的理论，或多或少，都会关注社会关系在健康人格和机能失调中所起的作用。其中一些理论更强调早期的社会依恋，主要是和父母的，而其他一些理论则强调当下的社会支持和社会关系。一个相关的课题是，来访者的问题到底是个体心理因素造成的还是社会环境造成的（如一个功能失调的家庭）。

　　另一些不同还在于，这些理论所强调的点。有些理论强调效能，有些理论强调认知或行为。也可以这么说，这些理论之间并没有多大的不同，只是强调的点不同而已。例如，一些理论不关注机体本身，只关注社会因素；一些理论关注文化对人心理机能的影响，特别是在个体幸福感和功能失调方面。

　　可见，心理治疗理论牵涉的问题无数，可以从很多角度分析理论之间的相同点和不同点。为了更清晰地阐述这个问题，我们列了一张表，如表 3.1 所示，从心理学四大思潮的角度分别对六大问题进行了呈现：（a）理论的哲学基础；（b）关于人类动机的观点；（c）关于人类发展的观点；（d）关于心理健康的定义；（e）治疗的立场，以及治疗师和来访者的角色；（f）构建疗法结果和目标的方式（Murdock，2008）。这张表可以帮助读者理解本书即将呈现的各种理论。

理论之于治疗师

　　对于治疗师而言，理论是心理治疗的地图。地图是一种图形表达，是由从一个位置到另一个位置之间的多条路径绘制出的地理的／行政的／经济的区间。生活中有很多种地图，如道路地图、卫星视图、地形图、气候图、行政区划图、经济地图等。没有哪一种地图是现实的，但都以一种实用的方式描述着现象。在一些特殊

表 3.1　主要心理治疗理论的元素

理论	科学哲学基础	人类动机	人类发展	心理健康	治疗立场	目标/结果
精神分析/心理动力学	实证主义/实在论者	悲观的中立；必须克服本能冲动及早期生活体验	性心理发展阶段；早期心理发展的关键期	健康防御，充足的自我力量，安全依恋类型	严谨的治疗师/病人的角色模式	人格改变，无意识冲突减少，洞察，整合
认知主义/行为主义	实证主义/后实证主义	中立的；人类适应环境	以学习为主/被环境塑造	适应性行为，适应性认知，无失调	老师，咨询师	压力减轻，症状减轻，功能更适应
人本主义/存在主义	现象学的	有些乐观（自我实现倾向）；对中立有些否定（存在主义的意义追求）	无明显观点	真实，一致，意识，接纳自我和他人	真实的，出现在当下	真实，自由，理解，意义存在，自我实现
多元文化/女性主义/叙事疗法	后现代	模糊的；追寻意义，权力的行使	背景（文化，性别，权力）关键期	权力，生命意义，不受特权和"主义"约束（如种族主义）	平等，合作	赋权；减少阻碍，压力，特权减少；实现自己目标的机会

用途上，比如在开车时相对于徒步，我们更需要地图来导航路线。心理治疗理论为治疗师提供了一个地图，虽然不能完全反映现实，却是一种很实用的描述。每一种心理治疗理论都为心理治疗师提供了类似于"地形地貌"的一种观念，并帮助他们从 A 点到 B 点。用心理治疗的语言就是，理论为个案概念化和治疗计划提供了依据。个案概念化是指在治疗师选择的治疗框架内对心理问题和功能失调的性质进行描述。治疗计划则是指治疗师计划怎样解决来访者的问题。在某种程度上，概念化和治疗计划都涉及解释和行动，它们是心理治疗的两个关键元素（Frank & Frank，1991；Wampold，2007）。

　　心理治疗理论为个案概念化提供了框架结构，但来访者提供的数据可能是直接的，比如临床交谈；也可能是间接的，比如，来访者的心理成长情况信息和心理评估测量结果。有些治疗师仅仅依靠临床交谈，而有些治疗师则靠各种评估手段。即使是评估工具的选择，也体现了理论取向上的不同。例如，认知行为治疗师可能使用以症状为中心的评估工具，而心理动力学治疗师则有可能选择使用投射测验来进行评估。不管怎么说，这些数据都是经过理论取向的镜头过滤过的，那些没有经过推导的数据对于治疗师而言是没有意义的。当然，对来访者的问题所进行的解释都应该是试探性的，治疗师应该对所得的否定性结论持开放态度。否定性结论不一定说明理论行不通，而可能只是理论的革新。继续用地图这个比喻来说明，即随着旅程的渐行渐远而不得不对地图进行修正。当然，一些技巧娴熟的治疗师也会对所获得的关于来访者障碍或问题以及疗法的最佳研究证据进行整合，包括来访者的性格特征、成长经历，以及偏好（APA Presidential Task Force on Evidence-Based Practice，2006）。

既然有这么多种心理治疗理论，那治疗师应该选择哪一种呢？这个选择标准受各种交叉势力的影响，但首要考虑的因素是：哪一种理论对特定来访者帮助最大？这个问题的答案很烦琐——简而言之，不能确定地说哪个理论最适合这个来访者。在为一个特定的来访者选择一个理论时，还需要考虑很多基本问题，这个课题也是治疗师的毕生追求。

首先，治疗师与理论必须相互匹配。治疗师受到理论的吸引，发现它有趣、迷人、令人信服。令人信服最有可能来自理论的世界观与治疗师的价值观及态度相符。反复阅读表3.1，可以发现它用心理学术语揭示每个理论背后的基本价值观。例如，有些理论更依赖于治疗师此时此地的在场；有些理论要求治疗师用自己的人际交往技巧和个性魅力制造强烈的情感互动；有些理论要求治疗师在行为主义疗法中做好指导者和顾问的角色（见表3.1）。对于心理治疗理论的兴趣也可能来自智力层面；阅读心理动力学理论的体验完全不同于阅读行为主义理论。一些理论更简化、更具体些，而另一些则更哲学、更抽象。当治疗师被某一种理论吸引时，就会对其他的失去兴趣。这不像研究微积分，一旦对微积分感兴趣就会对它的各种理论感兴趣，而是一种本能反应——当你阅读某些理论时，你会发现你自己在点头赞许，心头一热，而读其他一些理论时，可能会产生厌烦甚至愤怒之情。有趣的是，好的理论阅读起来更愉快：诺克斯（Norcross）和托姆科（Tomcho, 1994）曾对心理学中的"畅销书"做过三个调查，发现畅销书的作者多数都是心理治疗师（viz., Freud, Rogers, Erikson）。

其次，治疗师必须坚信他或她的理论取向是有效果的。有些细节值得思考。像前面所提到的，有些人认为循证疗法或者实证支持疗法比其他疗法更有效；有些人则可能会说虽然没有证据表明两种疗法具有更高效度，但他们明显偏爱它们。但是，如第4章将讨论的那样，这样的论断忽略了一个与心理治疗实施相关的重要因素，即治疗师。在那些有证据支持的临床实验中，实施实证支持疗法或循证疗法的总是那些忠诚拥护这些疗法的治疗师。那些对实证支持疗法和循证疗法这两种疗法不太感兴趣的治疗师实施这两种疗法时，在疗效方面并不显著。实际上，有研究表明，对疗法的忠诚度与最终疗效相关（见第4章、第5章）。也有一些具有说服力的证据表明，其疗效在很大程度上与治疗师有关（Kim, Wampold, & Bolt, 2006; Wampold, 2006; Wampold & Brown, 2005）。因此，不考虑是谁来实施疗法而空讨论它的疗效是没有多大意义的（关于这个课题的讨论，见 Elkin, 1999）。因此，哪一种疗法最有效，这个问题自身就是不严谨的。我们最好这样问，"我"实施哪一种疗法最有效？这个问题的答案要复杂得多，但与治疗中治疗师的兴趣有很大关系——治疗师对其提供的疗法感兴趣，并感觉令人信服时，将会比那些不喜欢自己实施的疗法的治疗师，获得更大疗效。

另一个细节是，治疗师要有坚定的信念。对信念的解释之一指确信理论可以正确解释来访者的功能失调。遵循此解释，信念起源于理论的"真理性"[1]；在解释心理上的功能失调及其矫正方面，一些理论总是比其他理论更有效。这样的论断是有哲学和经验主义问题的——简而言之，本章及后面两章将会提到，没有哪一种理论明显比其他理论更具真理性（关于这个问题的讨论，见 Wampold，Imel，Bhati，& Johnson Jennings，2006）。这引发了一个令人苦恼的问题：如果无法从哲学的或经验主义角度证实一个理论的真实有效，那么叫人如何对它持有信念？答案却出奇的巧妙简单：治疗师必须具备坚定的信念，坚信他或她所实施的疗法有效。这不同于坚信某疗法在任何方面都是最有影响力、最普适、最有用、最有效，或者是最好的。

再次，在选择一个理论时要考虑对该疗法的娴熟度。为了使治疗有效，一个治疗师通常需要跟从师傅学习，而后持续不断地练习和完善。他们以各种方式，跟随师傅学习心理治疗（Orlinsky & Ronnestad，2005）。受训治疗师学习各种疗法的机会有限，因此只是有限地学习那些有专业指导师和督导师的理论。一个人如果仅靠自己去学习一种理论，虽不能说不可能，但起码也是十分困难

---

[1] 这里使用术语"真理性"，区别于与"真理"概念相关的复杂哲学课题。其中一些哲学观念在本章后面将会简短地提到。

的。并且，正如在下一节要讨论的那样，建议治疗师不要仅仅局限于一种单一的理论取向。在学习某些疗法时，比较明智的是，不要偏爱那些自己更喜欢的理论，特别是当有督导师现实存在时。虽然工作坊、视频资料，以及其他资源都极具价值，但尽可能地向当地有经验的治疗师、督导师和临床指导师学习某些特定的理论，不管这些培训师所信奉的理论能否与受训者完美匹配。

　　最后，当选择一个理论时要考虑的是折中主义和理论的整合（Arkowitz，1992；Norcross & Goldfried，2005；Orlinsky & Ronnestad，2005）。治疗师只选择一种理论是很少见的，如上所述，没有哪一种理论可以成功地解释人的本质和行为、精神健康或精神障碍。治疗师也很可能会发现自己对两三种，甚至更多的理论，都本能地感兴趣。实际上，大概是临床心理学家的第三思潮就指出，他们的理论取向是折中的，或者叫整合主义的（Norcross，Hedges，& Castle，2002）。适应折中主义理论框架的关键点是发展一种彼此契合、整合、策略性的治疗取向。例如，一个治疗师可能持有人性本善论：只要环境允许，每个人都能实现自己的价值；痛苦只是人生的一部分；深入理解他人的内心世界是帮助他的最佳途径；家庭、社会及文化等塑造了我们的人格；每个人都活在关系当中，尽管最终都是孤独的；人是生物的、本能的种群，需要终身学习；情感、认知与行为是相互影响的。很明显，选择一种理论，而所有这些信念皆体现在这个理论中是不可能的。对案例进行心理动力学分析，进行认知干预，只要这种理论对来访者是有意义的，被来访者接受，并能促进来访者成长，就应该纳入治疗当中。

心理治疗理论之于来访者

至此，我们已经对治疗师在选择理论时所起的作用进行了讨论。然而，心理治疗理论对于来访者而言也是很重要的，虽然是在一个非常不同的方面。尤其是，当来访者寻求接受心理治疗是在凭借他们自己的努力无法克服心理障碍后，他们坚信即使他们尽了最大的努力，困扰依然存在。也就是说，他们认为克服心理障碍的希望很渺茫。来访者可能将他们的困难归因为内部不可控因素（即智力因素），或者外部环境因素（人们曾糟糕地对待他们，并且未来还会继续）。心理治疗强有力的方面是它提供了适应性的解释——它为来访者提供了一个期望即他们自身并非不可改变的，他们的问题不是必然的（Frank & Frank，1991；Wampold，2007）。当然，每种理论提供的解释是不同的——不合理信念，潜意识影响，压抑的情绪，糟糕的早期依恋经历——但每种理论都给来访者以希望："如果你相信这个新的解释，并遵循这个治疗程序，那么你的问题就会变得容易掌控，生活会变得更美好。"在共同因素模型中，适应性解释的获得对于心理治疗的改变很关键（Anderson et al.，2010；Frank & Frank，1991；Imel & Wapold，2008；Wapold，Imel，et al.，2006）。

人类努力地去解释各种现象，并且，所有治疗实践提供的解释使用的都是实践性语言（例如，医学解释是生物化学的）。亚隆（Yalom，1995）简单归纳了这类解释的重要性：

> **无法解释——特别是那种令人害怕的无法解释——让人备受煎熬，也不能容忍太长时间。所有文化，或者通过科技或者通过宗教教义，都尝试着赋予混乱的、有威胁性的状况以意义。常用的方法之一是用语言。为混乱的、不规则的力量命名可以为我们提供掌控感（p.84）。**

但是，光有解释是不够的。具体疗法的行为指导也是必要的，因为它们有助于内化关于问题的解释，并提倡一系列重要的健康行为（Wampold，2007）。不同的理论对治疗中的这种关于适应性解释和健康行为的信任感，进行了不同的表征。使用的概念，如道德重塑、掌控感、自我效能、相应期望的变化等，虽然表述上有所不同，却彼此相关（Wampold，2007）。所有这一切都说明了由治疗师提供、来访者所接受的解释对于心理治疗过程而言至关重要，而这种解释也正来源于心理治疗理论，再一次证明了理论乃治疗之精髓。

理论之于来访者的重要性还有很多方面。其中，真理性则不得不提。相对治疗师，对于来访者而言，一种理论的科学性附属于其实用性。如果解释是合乎逻辑的、可接受的、产生积极预期的、引导健康行为的，那么它对来访者很可能是有益的。实际上，治疗师所理解的某种解释的精确含义，与传达给来访者的并不一致。如同医生并不向病人提供详细的生物化学解释一样，治疗师也不会提供详细的心理学解释，而是提供可理解的、有说服力的解释。实际上，这种解释甚至不必与治疗师的理论取向一致，虽然通常是一致的。治疗师较少关注理论的科学效度，更多关注解释对来访者的影响，这个观点被唐纳德·梅肯鲍姆（Donald Meichenbaum），这个优秀的认知行为治疗师和心理学家揭露无遗：

> 作为治疗原理阐述的必不可少的部分，治疗师使用沙克特的情绪激发模式来界定来访者的每一种焦虑……在此基础上，治疗师注意到来访者的恐惧看上去符合沙克特理论[1]，因为像恐惧这样一种情绪状态，在很大程度上取决于来访者对生理唤醒的认知……虽然在此之上的理论和研究已经受到批评……但是这个理论却有着貌似可信的光环，来访者倾向于接受它：依据理论对情绪进行解释，治疗方案对于来访者而言就十分清晰了（Meichenbaum, 1986. p.370）。

以一个有趣的现象来结束这个讨论，这个现象是，当治疗师努力建构他们自己的知识架构体系时，通常都不愿意去借鉴和他的理论取向一致的其他治疗师的做法（Bike, Norcross, & Schatz,

---

[1] 沙克特理论又称情绪归因理论，是 1962 年 S. 沙克特和辛格提出来的，他们通过一系列实验得出：生理唤醒是情绪激活的必要条件，但真正的情绪体验是由个体对其唤醒状态的认知性解释决定的。——译者注

2009; Norcross, Bike, & Evans, 2009), 这也显示了灵活选择理论的意愿, 而不是挑剔地只对一个正确理论感兴趣。

来访者产生改变的一个重要方面是接受治疗师提供的解释。这个解释应该与来访者的态度和价值观相符合。否则, 来访者很可能排斥这个解释。这一点在多元文化咨询背景中讨论的文化敏感疗法的观点上有集中表现 (Atkinson, Bui, & Mori, 2001; Atkinson, Worthinton, & Dana, 1991; Coleman & Wampold, 2003)。特定类型的来访者会更倾向于选择某些特定疗法, 并从中受益。例如, 一些有典型阻抗倾向的来访者在一些非结构性的疗法中会获益更多 (Beutler, Moleiro, & Talebi, 2002); 没有做好改变准备的来访者在治疗师强制实施操作或揠苗助长时会表现得很糟糕 (Prochaska & Norcross, 2002), 当疗法内外机制与他们回避风格的内外机理相符合时, 来访者表现得最好 (Beutler, Harwood, Alimohamed, & Malik, 2002)。

治疗师这个人也影响着来访者的接受度。如果治疗师看上去是个值得信任的、有说服力的、关注来访者的治疗师, 那么来访者会接受其提供的解释并更积极地参与治疗 (Wampold, 2007)。技术高超的治疗师在让来访者相信某种特定疗法是有帮助的时候更有说服力 (Goates-Jones & Hill, 2008)。看上去, 来访者依据的是个人品质, 如可靠性、温和度、共情能力, 以及胜任力等, 来挑选治疗师, 而不是依据他们的理论取向 (Bike et al., 2009; Norcross et al., 2009; Wampold, 2001b)。

很明显，如果一个来访者不适应所提供的理论取向，或者对疗法产生阻抗，却坚持执意为其实施这种疗法，则在治疗中不会有什么帮助，甚至可能有害（Heney, Schacht, Strupp, Butler, & Binder, 1993; Henry, Strupp, Butler, Schacht, & Binder, 1993）。换句话说，要么就不向来访者提供一种认知性解释，要么提供一种令他信服的解释，却非治疗性的。实际上，研究表明，治疗方法的纯度与结果相关（Luborsky, McLellan, Diguer, Woody, & Seligman, 1997; Luborsky, McLellan, Woody, O'Brien, & Auerbach, 1985），指的是治疗的所有程序都必须跟来访者沟通。然而，"治疗方法的纯度"这个观念不应该简单地理解为奴性地坚持某种单一理论。

由此看来，向来访者提供一种有说服力的、可接受的、适应性解释是必需的。接受度取决于提供时的态度以及来访者的个性及背景。当来访者看上去不接受一种疗法时，要么修正疗法，要么使用另一种疗法。关于这一点，杰罗姆·弗兰克（Jerome Frank）提出了明智的建议：

我并不是说理论与疗效无关。而是，我坚持认为……所有理论的成功都依赖于来访者对一个实际存在或者符号化的治疗师的接受度。这种立场不仅揭露了理想的治疗师应该为每一位来访者选择与他们的个性及问题相符的，或者被视为相符的理论，还揭示了治疗师应该努力学习尽可能多的、他们感兴趣的，并让他们信服的理论。要进行良好的治疗匹配，既涉及就治疗师的概念性方案与病人进行沟通，还包括，必要时随时调整这个方案从而适应来访者所持有的治疗理念（Frank，1991，p.xv）。

理论与科学哲学

对理论之于治疗师和来访者的意义的讨论，回避了一个主题，即理论与科学的关系。这个主题深植于科学哲学之中，许多临床医师（以及关于这个课题的研究者）都倾向于回避。在第2章曾对理论的哲学基础进行了简短讨论，在表3.1中则展示了科学哲学基础的重要性。

在启蒙运动之初，人们就拒绝超自然解释，关注"可观察的现象之间的联系"。代表人物为艾萨克·牛顿。在他将关注点转向可观察的自然之前，他曾着迷于神秘学，笔记本上密密麻麻地记满了这些演算（Gleick，2003）。奥古斯特·孔德在将由观察而得的理论系统化成一门哲学方面功劳显著，提出了实证主义。实证主义，通常被错误地认为与各种经验主义取向有关，实际上它们之间有严格的界限。实证主义涉及5个原则（Hacking，1983；Latour，1999）：（a）证据指的是那种能在一定程度上让各种争论得到平息的观点（即通过观察可证伪的概念）；（b）观察——那种可以被检测的——是知识的基础（除了那种数理知识）；（c）因果关系仅仅指那种有因必有果的规律（即共现）；（d）系统化地解释所观察到的现象，但并不深入挖掘潜在作用（即未发现更深入的结构）；
（e）因此，通常所讨论的理论，并没有意义。实证主义者拒绝形而
上学的概念，并含蓄地拒绝"理论"这个概念。一个正统的实证主
义者会拒绝心理学概念及因果关系，也会反对大部分心理治疗理
论。行为主义疗法有实证主义根基（Fishiman, & Franks, 1992），
因为它不允许有意识的概念，只关注行为（即那些可观察的东西），
追求函数关系而不是因果关系。在哲学领域，行为主义被视为更
"科学"，因为它起源于实证主义。

　　行为主义者在采用实证主义时有一个有趣的怪论。如果治疗
手段 A，不管其自身的性质，只要导致了结果 B，那么它的使用
和应用就会被行为主义者接受。所以，如果催眠导致了吸烟减
少，或者眼动脱敏与再加工疗法减轻了创伤后应激障碍的症状，
那么在一个激进行为主义者眼中，它们都是行为治疗。当然，行
为主义者也会拒绝这些理论所提供的解释，因为它们涉及不可观
测的中间概念（Fishman & Franks, 1992），但这些治疗手段自身
是合法的。因此，激进的行为主义者认为，将认知成分作为理论
的概念进行介绍是有问题的（Arnkoff & Glass, 1992; Fishman &
Franks, 1992）。

　　实证主义运动很快便面临了语言及意义这个令人苦恼的问题。
对语言、意义及理性思维的检测，将实证主义拓展为逻辑实证主
义。它很快地淘汰了孔德的奇特观念，关注逻辑、意义和语言分
析。逻辑实证主义继续强调经验主义，但也吸纳了演绎逻辑的概

念，并强调语言在科学中的作用（即逻辑通过语言结构来表达）。验证命题这个观点来自逻辑实证主义（Hacking，1983）。很少有人以轻蔑的方式使用实证主义者这个术语来表示一个痴迷观察、缺少理论和思想、将意识从一切社会科学中剔除的人。

与我们息息相关的第二个重要的哲学流派是现实主义，它允许不可测实体的存在。如果一个理论正确，那么这个理论所假定的概念，如同能被观察的实体一样，具有现实意义（Hacking，1983）。与之相应，如果心理动力学理论是有效的，那么潜意识如同可以被观测的面肌抽搐一样，具有现实意义。实际上，现代心理动力学治疗师提供了很多证据支持潜意识这个概念（Weinberger & Westen，2001；Westen，1998）。大部分心理治疗理论都假定了一个准现实主义的视角，并引入了不可观测的概念，不过在一个现实主义者眼中，这些必须依赖于理论的有效性。有趣的是，在量子理论建立初期，实证主义者和现实主义者之间就其科学哲学基础展开过热烈讨论——当争论缺乏可观测的证据或者直观的实体时，这种精确的方案是否合理（如四维之外；Jones，2008）。

微生物理论的"提出者"路易斯·巴斯德曾这样描述：一个实体不能被观测并不有损于它的实用性。

1864 年，路易斯·巴斯德"发现"微生物是发酵的原因，这个机理并非通过观测得到的，而是通过一系列设计巧妙的实验，让微生物自己揭示自己。相比在病菌的微生物理论创立早期所做的那些努力，这样的证据更有说服力。机理不能被客观观测，或者说，现实的那面窗户并不透明，这丝毫未损巴斯德所提供的证据的有效性，这项研究及其后续干预所依赖的根基即经验实体性也未受到影响（例如，种痘、巴氏灭菌法、灭菌）。关于各种背景中社会交往的复杂性的调查研究并不比巴斯德的研究更复杂、更具争议，比如，毕比、诺布洛克、吕斯坦斯和索尔特在理解儿童与成人交往时的主体性及其治疗方面所做的努力（Wampold et al., 2007, p.617）。

　　与心理治疗理论密切相关的第三个哲学流派是现象学。现象学，以克尔凯郭尔、胡塞尔、海德格尔以及萨特等哲学家为代表，关心的是与经验和意识相关的课题，特别是那些主观的、以第一人称视角的经验和意识。不关注事物、结果以及相互作用的特性，而关注它们是如何被个体感知及解释的。现象学聚焦于对个人自己的体验、自我意识、语言活动（包括语言是如何反过来影响体验和意义建构的）以及与他人关系（例如，移情）的认识。如前面章节所提到的那样，现象学为心理理论带来了人本主义和存在主义。

　　哲学中还有最后一派，通常被称为建构主义或社会建构主义，有时被归为后现代主义哲学（Hacking, 1999; Latour, 1999）。它批评实证主义和现实主义要么完全避开理论实体，要么假定某个潜在真相可以被实验验证。建构主义假设，人类建构意义，并且，任何社会事务皆不存在客观真相（Latour, 1999）。这个运动在逻辑实证主义中能找到一些渊源，但更加强调社会现象主要是社会建构的现实。这个领域的主要研究方法是定性研究，比如扎根理论研究方法，就是试图揭露参加者的社会结构的研究方法（Strauss & Corbin，1998）。正如前面章节所讨论的，多元文化心理咨询和治疗方法、女性主义疗法以及叙事疗法（Angus & McCloud，2007）都是与后现代主义哲学密切相关的疗法。

　　在以上简要回顾中，有几个重要方面值得强调。在许多方面，心理治疗的流派起源于不同的科学哲学：行为主义疗法来自实证主义，精神分析来自现实主义（尽管弗洛伊德起初认为他自己是个实证主义者），人本主义和经验主义疗法来自现象学，而多元文化和叙事疗法则来自社会建构主义。因为哲学理念不同，用来决定这些理论价值的标准也不同——更专业地说，这些理论是不可比较的（Hacking，1983）。甚至用来考察这些理论的研究方法也是不同的，比如，施耐德（Schneider，2008）指出研究存在主义疗法必须用现象学的（定性的）方法；而行为主义理论则聚焦于症状的客观测量。不可比较性意味着即使再多的争论和研究证据也不能决定各种理论的相对价值。从某种意义上来说，心理治疗理论是描述性的和实用性的，但它们的有效性是不确定的。

　　如前所述，评价各种理论取向相对价值的一种途径是单凭经验简单地去检测它们的效度——到底哪一种疗法比其他疗法更有效？解决这个问题的方法有以下几大方向。第一，下一章将会提到，从结果上看各疗法之间几乎无差异，所以从实证主义角度讲，坚持对疗法进行简单的比较意义不大；第二，从疗效上比较两种疗法，而不考虑它们的理论依据，是一种实证主义做法，即使发现了差异，也无助于理解哪个疗法更好；第三，虽然一直努力将实践和理论区别对待，但它们却总是相互影响着（Hacking，1983）。从如何评价结果（也就是，聚焦于症状）、如何实施治疗（限制时间，固定程序）的角度看，对比研究和实证支持疗法都有行为以及认知行为的倾向。例如，经验主义理论更关注生活的质量和意义，而不是症状的减少，并且更难有固定的治疗程序（Schneider，2008）。

总 结

　　心理治疗理论是治疗师从目标 A 到目标 B 的路线图。的确，离开了治疗行为的治疗理论并不存在，同样，离开了治疗理论，治疗行为就成了无本之木。一种有说服力的治疗理论是心理治疗的基础。选择一种理论要对参与治疗的治疗师和来访者进行多方面的考虑。治疗师，要想疗法见效，首先需要坚决拥护这种疗法，也就是说，他们必须相信这种治疗理论肯定有益于来访者。另外，来访者也必须信服治疗师所提供的解释。绝大多数观察者发现有一点很明显，资深治疗师通常会持好几种理论取向，并且会非常频繁地使用一种整合的理论取向以使所采取的干预最适合来访者，也最易被来访者接受。这些治疗师，虽然会经常反思，但对他们所持有的治疗理论却相当热情。

治疗师常常在不完全理解某一治疗理论的哲学基础的情况下，拥护某一治疗理论。哲学基础的不同，致使治疗理论相异。也就是说，并没有什么衡量标准可以宣称某种理论优越于其他的。不过，理论对指导实践而言是绝对必要的。

当然，理论有局限性，如瓦姆波尔德（Wampold，2007）提出的那样，出现在治疗师面前的个体会期望得到与治疗体系相一致的解释与疗法。在医学领域，患者期望得到关于他们症状的生物学解释，以及与此解释相一致的疗法（Wampold, Imel, et al., 2006）。相应地，出现在心理治疗师面前的来访者也期望得到一个心理学解释，然而，这会限制治疗师将心理学理论合法化。许多"疯狂"的心理学理论已经存在好多年了（Singer & Lalich, 1996），并且尽管某些实践者也在使用它们时取得了成功，心理学家还是应该提供一种心理学解释。当然，合法与"疯狂"之间的界限是模糊的，不过，现在已经有足够多的合法疗法供我们选择。

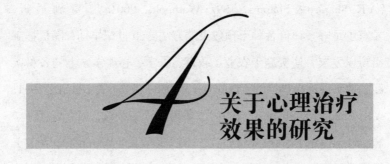

关于心理治疗
效果的研究

CHAPTER FOUR

从古至今，治疗实践普遍存在于所有人类文明当中（A.K.
Shapiro，1997）。这些实践是否有效是人们关注的一个重要方面。
一些人宣称许多治疗实践实际上是有害的。例如，古代中国的针刺
疗法可能会因为同种血清性肝炎而使很多人丧命；乔治·华盛顿可
能也是死于为治疗呼吸系统疾病而实施的脱水疗法（比如，放血）
（A.K. Shapiro & Shapiro，1997；Wampold，2001a）。直到最近，
才有了足够多评价各种干预效果的方法。20 世纪早期，随机控制
组得以发展，使实施于农业、教育、医学、心理学之上的各种实
践的效果得到精确检测（Danziger，1990；Gehan & Lemak，1994；
A.K. Shapiro & Shapiro，1997）。单就治疗实践看，只有现代医学
和心理学适用于系统控制研究来检测干预效果（Wampold，2007），
检测显示这两种实践都是有效的。当然，这里的检测得到了科学验
证，从而使这两种实践从众多实践中脱颖而出。本章会回顾显示心
理治疗的确有效的著作。然后会提出一个更难的问题，即心理治疗
的某些理论取向是否优越于其他理论取向。最后会讨论关于一些现
实生活中心理治疗的研究。

心理治疗有效吗？

心理治疗开始的头十年里，它的有效性主要是靠成功的案例来
支持的，在这些案例中使用了特定的治疗方法和技术。由弗洛伊德
实施的几个案例非常清晰明了地支持了精神分析理论，它们是"安

娜·O""杜拉""N 夫人""小汉斯""鼠人""狼人"病例。20 世纪上半叶，检测各种干预效果的研究设计出现，它们主要应用于医学领域。随机双盲安慰剂控制组设计成为检测医学效应的黄金标准（Gehan & Lemak，1994；A.K. Shapiro & Shapiro，1997），实际上，美国食品药品监督管理局使用这种设计来批准药物已经有 30 年了。罗森塔尔和弗兰克（1956）推荐将其应用于检测心理治疗效果，这则是不久前的事。相应地，从那之后，在心理治疗研究中越来越多地使用这种随机化设计。

在随机化设计刚开始出现时，对心理治疗效果的认识是模糊不清的。另外，汉斯·艾森克（Hans Eysenck）在许多书籍和文章中，曾宣称心理治疗是没有效果的，可能还是有害的（Eysenck，1952，1961，1966；Wampold，2001b）。他的这种论断基于一项针对未接受治疗的精神障碍患者自愈的比例所进行的调查。这里的样本来源于两类：获得机构监护的"重度神经症患者"以及没条件获得治疗的"精神性神经病患者"。后来，他比较了心理治疗中康复的比例与未接受治疗而自愈的比例，发现经心理治疗康复的人群比例小于自愈比例。他指出，实际上，"在康复与接受心理治疗之间存在负相关：心理治疗越多，治愈率越低"（Eysenck，1952，p.322）。但另一方面，有心理治疗研究者对有关心理治疗的著作进行了回顾，并获得一个相反的结论——心理治疗的确是有效的（Bergin，1971；Luborsky，Singer & Luborsky，1975；Metzoff & Kornreich，1970）。不管怎么说，作为一种治疗实践，这种争论都极其不利于一门学科树立其医疗合法地位。

　　每一种争论都有它的潜台词。在这种争论存在的那段时期，心理治疗的主流取向要么是心理动力学，要么是折中主义。心理治疗中行为主义理论刚刚出现，并正在为取得合法性并被接受而积极努力着。艾森克以及其他人（例如，Rachman，1971）也刚刚提出，行为主义疗法（与心理治疗相对）是科学的，而且优越于其他理论取向。在他后来的分析中，艾森克（1961，1966）宣称，当心理治疗（即精神分析与折中主义）是无效的或者是有害的，行为主义疗法是显著有效的。艾森克提出这种论断的历史背景已经详细讨论过了（M.L. Smith, Glass, & Miller, 1980; Wampold, 2001b）。

　　在关于心理治疗效果的争论中，一个很重要的事件发生了，即元分析的出现。它是对许多研究结果进行客观综合分析的一种方法。在 1977 年，M.L. 史密斯（M.L. Smith）和格拉斯（Glass）收集所有心理治疗的控制研究，为每种疗法计算效应值，然后平均这种效应值以估测出治疗组的结果超过未治疗组结果的程度。元分析的复杂之处我们在这里可以不必关注，但要指出，在最初进行元分析的时代里，一个最大的贡献是，格拉斯（1976）创造了效应值可以标准化的指标，也就是说，无论实验中使用的衡量标准是什么，它都可以被计算。效应值衡量治疗组超过控制组几个标准差。在他们全面性的元分析中，M.L. 史密斯和格拉斯断定：那些接受心理治疗的来访者治愈率比那些未接受治疗的来访者的治愈率高 0.8 个标准差。后面将会看到，0.8 意味着效应显著。M.L. 史密斯和格拉斯（1977）的发现令行为主义者不安，因为他们不但发现心理治疗具有显著疗效，而且行为主义疗法实质上并不优于其他心理疗法（这个问题将在下节进行讨论）。继而引发了关于 M.L. 史密斯和格拉斯的元分析法自身效应的热烈争论。不但是元分析这个方法本身，而且作者对这种方法的应用都招致了批评。造成早期数据回顾分析结果与 M.L. 史密斯和格拉斯元分析结果不同的原因之一是用于元分析的研究的取舍标准。所有早期的研究都尝试着最大限度地排除所有设计糟糕的研究，但是毫无疑问在对质量问题的看法上存在较大差异。有趣的是，人们注意到，在这个争论中支持相反结论的研究通常是被排除在外的，（据说）是因为质量太差（M.L. Smith et al., 1980）。M.L. 史密斯和格拉斯尝试着囊括所有研究来解决这个问题，不管质量怎么样，以确定研究的质量是否会影响效应值。这样，关于更好研究设计是否会有利于某种特定疗法（即行为主义疗法）的问题便得到了解答（好的实验设计并不能为行为主义疗法带来更好的效果）。

然而，M.L. 史密斯和格拉斯（1977）的研究因为忽略了几个重要的行为研究以及纳入了几个设计糟糕的研究而饱受诟病（Andrew & Harvey, 1981; Eysenck, 1978, 1984; Landman & Dawes, 1982）。另外，在元分析研究中许多被试感受到了轻微的痛苦，且并未寻求治疗（例如，心理学本科生），人们对此也提出了批评。可是，对 M.L. 史密斯和格拉斯的这些批评提出后不久，随着对关于有重度心理问题并来寻求帮助的来访者的高质量研究进行元分析，这些问题便得到了解决，同时，结果与史密斯及格拉斯所提出的近似于 0.8 的效应值相当一致（Andrews & Harvey，1981；Dawes，1994）。而且，这还为治疗组和未接受治疗对照组间存在着约 0.8 的效应值提供了佐证（Wampold，2001b）。

如今我们又回到 0.8 这个心理治疗效应值是否令人信服这个问题上来。心理治疗是花费少的、没有副作用的，还非常有效？当然，这样的评价是主观的，但是用各种方法来重铸效应值大小并且将 0.8 与其他条件下得到的效应值进行比较，则会为人们提供一个关于效应值的良好感性认识。0.8 的效应值意味着结果中有 13% 取决于一个人是否获得心理治疗（Wampold，2001b）。面对这样的解释并不是特别舒服，因为这意味着在精神健康结果中有 87% 的影响因素并不与接受心理治疗有关！但是，结论也不能下得太快。效应值 0.8 也意味着一个普通的患者获得心理治疗后将会有 79% 的比例好于没有接受治疗的患者（M.L. Smith, et al.，1980；Wampold，2001b）——这是一个令人印象十分深刻的常识性解释。在这样的比例下，绝大多数痛苦中的人都愿意接受心理治疗。

对于许多心理障碍患者来说，心理治疗不但是有效的，而且与药物治疗效果一样（Barlow, Gorman, Shear, & Woods, 2000；Hollon, Stewart, & Strunk, 2006；Imel, Malterer, McKay, & Wampold, 2008；Mitte, 2005；Mitte, Noack, Steil, & Hautzinger, 2005；Robinson, Berman, & Neimeyer, 1990）。并且，当心理治疗和药物治疗被停止后（即心理治疗终止或药物治疗疗程结束），

在治疗结束后的不同时间段里，心理治疗的效应持续时间更长（Hollon et al.，2006），接受药物治疗的来访者复发的概率更大。看来，心理治疗为来访者提供了应对世界以及他们的心理障碍的技巧。而且，那些早先接受药物治疗的来访者则对增加疗程变得抵触，但并不抵触增加额外的心理治疗疗程（Leykin et al.，2007）。

作为一般的治疗实践而言，可以肯定的是，心理治疗是显著有效的。在临床实验中，心理治疗为患者带来的益处远远超过那些没有接受心理治疗的人。实际上，心理治疗效果大于那些通常使用药物治疗的效果，况且，某些药物治疗会有副作用，并十分昂贵（Wampold，2007）。同样，对一般精神障碍者而言，心理治疗与药物治疗一样有效果，并且疗效持续时间更长，对疗程增加会更少产生抵触情绪。这种一般性发现引领我们转向另一个问题，某些心理疗法会比其他心理疗法更有效。

某些心理疗法会比其他心理疗法更有效吗？

在第 2 章呈现的心理疗法发展简史中展示了：（a）许多疗法随着时间的推移在不断发展；（b）各疗法的倡导者通常都宣称自家疗法的优越性；（c）为了来访者的利益，不同的疗法有不同的治疗程序；（d）至少可以说，关于以上课题的争论现在已经有了异议。像前面所讨论的那样，宣称某个特定心理疗法具有优越性的论断其实是对疗法进行了分类，如精神分析学派内部的争论，行为主义批评精神分析，等等。事实上，艾森克宣称心理治疗没有效果，只不过是试图说明基于学习理论的科学原则之上的行为主义疗法之于基于意识的非科学原则之上的心理疗法的优越性。一点也不奇怪，一种疗法的倡导者坚信他们的疗法与其他疗法一样有效，甚至更有效。各种观点的倡导者通常坚信它是有价值的。其实这也是一件好事儿。在第3章提到过，心理疗法的发展者和实践者通常都是这些疗法的热情支持者。

虽然艾森克对心理治疗效果的评价在许多方面存在缺陷，但是他的综述性评价是首次使用元分析衡量各种心理疗法的疗效。本节回顾了这个证据，从史密斯以及他的同事们（M.L. Smith & Glass，1977；M.L. Smith et.al.，1980）的元分析到"场"，展示了一个可能会令某些人震惊的结果：将实施治疗的疗法取得的疗效进行比较，发现它们之间并没有明显的不同。

一般的心理疗法

M.L. 史密斯和格拉斯（1977）首创的元分析解决了哪种心理疗法最有效这个问题。假如，这是当时关于心理治疗效果的最严格且最全面的检验，那么他们的证据为心理治疗效果这个问题提供了最科学、最有效的答案。元分析中所使用的策略是，先从心理治疗结果研究中获得了近800个效应数据，然后对每个数据进行从1到10治疗等级的分类：他们发现大约10%的效应变化归因于疗法类型，并提供了某些证据表明一些疗法比另外一些疗法更有效。阿德勒疗法、理性情绪疗法、系统脱敏疗法、行为矫正训练等最有效，效应值超过了 0.70。然而，这个分析因一系列问题而遭到质疑，其中某些已经被 M.L. 史密斯和格拉斯承认并改正。

　　M.L. 史密斯和格拉斯（1977）对各种疗法疗效的比较想要解决的主要问题是：将每种疗法中治疗组与控制组各自对治疗效应的贡献率进行对比。这样，关于每种疗法的研究数据（如系统脱敏疗法和阿德勒疗法）通过不同的实验研究得到，这里不同的实验研究包括不同的心理障碍和心理问题、不同的治愈衡量指标、不同的来访者类型、不同的研究质量，等等。 史密斯等（1980）通过对这些研究特征进行编码以力求对这些不同实现统计学意义上的控制。结果是，对衡量结果的反映指标（即测量"揭示或接近治疗师或实验者的明显目标或有价值的结果"的程度）进行控制后，基本消除了疗法间的差异（也就是说，行为主义疗法的研究使用了更多的衡量指标来反映效度，因而具有更高的效度）。也就是说，某类疗法之所以有优势，与使用更多的反映指标进行研究有关。M.L. 史密斯和格拉斯的结论是，在对衡量指标以及其他变量进行统计控制之后，各疗法间的疗效变成了差别不大。关于行为主义疗法和心理动力学疗法，他们注意到"在原始的未修正的数据里，行为主义疗法的确因为有更多的高反映指标而在效度上更有优势。当这种优势得到修正，两者（即行为主义疗法与心理动力学疗法）之间的显著差异消失"（p.105）。M.L. 史密斯和格拉斯（1977）总结道："尽管我们花了数卷书稿致力于分清不同心理治疗学派之间的疗效差异，但是研究结果显示不同心理治疗学派所产生的疗效之间几乎无差异"（p.760）。结果竟然是行为主义疗法并不比其他心理疗法更有效，这招致了很多人对 M.L. 史密斯和格拉斯的元分析的批评（Eysenck，1978；Rachman & Wilson，1980；Wilson，1982；Wilson & Rachman，1983）。

如 M.L. 史密斯和格拉斯（1977）所承认的那样，控制最易混淆的变量的最佳途径是只将那些各种比较都无差异的研究集中起来，比如，直接比较两种疗法、所使用的衡量指标、实验设计的质量、来访者类型、治疗的障碍，等等。M.L. 史密斯和格拉斯努力这么做着。虽然结果与他们的总体结论相同，但是他们的分析存在大量问题。至少，真正意义上的公平地比较两种疗法的研究非常少见（Wampold，2001b）。

D.A. 夏皮诺（Shapiro）和夏皮诺（1982a，1982b）通过将两类疗法进行直接比较的方法尝试解决这个令人困惑的问题。这些研究里包括了 M.L. 史密斯和格拉斯因为省略而招致批评的行为主义研究（Rachman & Wilson，1980）。所有研究的分析也都包含了一个不接受治疗的控制组，他们发现了一个整体效应值，它与 M.L. 史密斯和格拉斯所发现的 0.80 一致（Wampold，2001b）。元分析的这个结果比较复杂，因为某两类疗法疗效的比较研究较少见（比如，心理动力学疗法与系统脱敏疗法之间的比较研究就没有，而关于系统脱敏疗法与放松训练之间的比较研究则有 24 项之多）。

然而，将那些具有最小"真实性"的心理治疗方法排除在外，不同类别的疗法之中，只有两对比较在 14 对比较中凸显出来：认知疗法优越于系统脱敏疗法，整合疗法优于系统脱敏疗法。认知疗法优越于系统脱敏疗法这种结果看上去有点异常，因为其他元分析发现这两种疗法间并不存在差异，只是在研究者的拥护度上存在较大差异（Berman, Miller, & Massman, 1985）。

D.A. 夏皮诺和夏皮诺（1982a, 1982b）元分析所存在的一个问题是将各类疗法进行归类。第一，将疗法进行归类通常比较难，并且这个过程是否能达成一致意见是值得怀疑的。第二，这种分类策略限制了同一疗法之间的比较，尽管这些疗法之间可能存在巨大的不同（例如，弗洛伊德的精神分析与短程动力治疗就很有可能同被归为"心理动力学疗法"）。第三，不同类别的疗法之间进行成对比较会产生大量的统计测验数据 [其实，如果有 k 种疗法，那么则会有 $k(k-1)/2$ 种比较结果，让测试的数量增加得很快。如 6 类疗法的比较研究会产生 15 种比较结果]。

和其他人一样，瓦姆波尔德和他的同事们（1997）也设计了一个元分析程序来规避疗法归类的问题。他们收集了用于治疗的各种疗法疗效的比较研究。所包含的用于治疗的疗法要剔除为排除某些特定的共同因素如对治疗师的信赖等而设计的控制组治疗。这些疗法，通常被称为心理学安慰剂、替代性治疗、共同因素控制，或者支持性咨询，即没有合理的解释可以用来与来访者沟通；治疗师被禁止讨论某些特定的话题；且对控制组的处理方式不包含基于心理咨询准则之上的任何成分（见 Wampold et al.，1997）。仅仅包含那些用于治疗的疗法，可以提前排除会发生的问题（D.A. Shapiro & Shapiro，1982a，1982b），当几种心理治疗中可能包含明显不是"真正的"心理治疗的疗法时，会使 D.A. 夏皮诺和夏皮诺（1982a，1982b）关于"整合的"以及"最小的"的分类的解释变得复杂。当依据第 1 章所界定的心理治疗的一般定义时，所包含的疗法并不合格，那么去宣称心理治疗的疗效则的确没有多大的意义。

仿效 D.A. 夏皮诺和夏皮诺（1982a，1982b）并遵循沙迪什（Shadish）和斯威尼（Sweeney，1991）的建议，瓦姆波尔德等人（Wampold et al.，1997）只分析了那些将两个或更多的用于治疗的心理疗法进行直接比较的研究。他们收集了从 1970 年到 1995 年的六大主要发表心理治疗研究成果的期刊所刊印的心理疗法结果的比较研究，共有 277 对直接比较。分析这些直接比较，又产生了一些新的问题：瓦姆波尔德等人（Wampold et al.，）主要解决的是检验效应的分布而不是它们的意义。倘若渡渡鸟效应是真的（见第 2 章），所有心理疗法的疗效都应该是相同的，偶尔，由于抽样的原因，个别研究显示两种疗法存在相当大的差异，不过总体上看绝大多数研究都会显示出近乎无差异。

瓦姆波尔德等人（Wampold et al.，1997）发现当以这样的方式建模时，绝大多数疗法疗效的比较接近于 0，少数更大的效应并不意外，是由抽样导致的。也就是说，从这些比较中获得的效应分布并不能证明某些疗法比其他疗法更有效（即使使用更多的技术性语言，效应同质地分布在 0 附近）。

对于某些人而言，关于不同种类的心理疗法的各种元分析结果曾表明渡渡鸟是正确的——"所有人都是赢家，都应该获得奖牌"——罗森茨韦克（Rosenzweig，1936）如是说。当然，对于那些坚信某些疗法优于其他疗法（如，实证支持疗法所宣称的那样）的人而言，这样的结论是令人不舒服的。基于对循证疗法是否优于非循证疗法这个问题的回答，奥伦迪克（Ollendick）和金King（2006）提出，"从某种程度上说，这个问题的答案如此明显，且获得了肯定（p.308）。"为了对关于不同心理疗法之间的相对有效性的证据的结论分歧进行很好的阐述，我们曾用过整整一章来介绍关于循证疗法优越性的支持者及反对者的争论（Wampold，Ollendick，& King，2006）。因为，对于那些刚开始学习各种疗法的人而言，这个问题几乎无解，所以在这个时候去限制人们必须接受循证疗法的努力似乎是毫无根据的。

可以肯定的是，对 M.L. 史密斯和格拉斯（1997；M.L. Smith et al.，1980），D.A. 夏皮诺和夏皮诺（1982b），瓦姆波尔德等人（1997）的元分析的批评都是非常有力的。在他们的每个元分析中，整合的研究都没有考虑它们所治疗的具体障碍。也就是：

> 相当于问胰岛素和抗生素哪个更好，却不问用这些药物来治什么病……或者，研究者应该针对某种心理障碍询问，关于这个心

理障碍的治疗方法，哪个更有效（DeRubeis, Brotman, & Gibbons, 2005，p.175）。

这样的批评情绪得到一些人的附和（Crits-Christoph, 1997），且不能轻易被摒弃。下节讲的就是这个批评。

针对特定精神障碍

由于篇幅有限，不可能对所有诊断的相关文献进行考察。这里，只限于对最常见的精神障碍进行回顾与梳理，即抑郁症和焦虑症，以及物质使用障碍、人格障碍和儿童心理问题（childhood disorders）。

抑郁症

直到 1998 年，很多疗法都曾被设计成治疗抑郁症的循证疗法。包括行为主义疗法、认知疗法、人际关系疗法、短程动力治疗、回想疗法（针对老年人的）、自我控制治疗以及问题解决治疗（Chambless et al., 1998）。如果循证疗法列表现在更新升级，那么还有更多的疗法会被添入这个名单，例如过程经验治疗（Ollendick & King, 2006），结果显示它在治疗抑郁症上的效应与认知行为疗法的效应相同（CBT; J.C. Watson, Gordon, Stermac, Kalogerakos, & Steckley, 2003），并且对于任何障碍而言都是最有效的。这样，看上去，各种疗法，无论基于什么理论，都显示了在治疗抑郁症方面是有效的。

关于抑郁症的临床实验的元分析，虽然有一定的限定条件，却一直揭示着对抑郁症的治疗所有疗法的效果相同。早期的元分析（Robinson et al., 1990）将疗法归为四类：认知的、行为的、认知行为的、语言的。最后一类包括心理动力学的、人本主义以及经验主义疗法。通常，他们发现行为的、认知行为的以及认知疗法优于一般的语言疗法，并且认知行为疗法优于行为主义疗法。这些结论受到两个方面的批评，其中一个在上节中曾讨论过，即让解释结果变得复杂。

第一个批评是，这些比较中的许多语言疗法很可能并不是真正用于治疗的疗法，即一些语言治疗实际上是用以控制像讨好自己喜欢的治疗师这样的共同因素的干扰。前面已讨论过，这种类型的疗法并不具有说服力，职业心理咨询师的行为很少可以被认为具有治疗性。之后的一个元分析发现，在治疗抑郁症方面，认知疗法的效果要优于"其他"既不是认知疗法也不是行为主义疗法的疗法（Cloaguen, Cottrauc, Cucherat, & Blackburn, 1998）。然而，很多"其他"疗法也不是用于治疗的；当这些治疗方式都被剔除之后，认知疗法并不优于那些实际用来治疗的"其他"疗法（Wampold, Minami, Baskin, & Tierney, 2002）。

第二个批评是关于研究者的忠诚度。很多文献都较好地证明了研究者的忠诚在研究结果中发挥着强有力的作用，即被某个特定疗法的拥护者实施的研究总是能发现这个特定疗法具有疗效（Berman, et al., 1985; Luborsky et al., 1999; Wampold, 2001b）。

关于忠诚效应的解释总是有歧义的，并留下一个悬而未决的问题，即研究者的忠诚是如何转化为使所偏爱的疗法更有疗效的。有以下几种可能：第一，研究者的忠诚转化成治疗师的忠诚（例如，当研究者训练和指导治疗师时，很有可能的情况是研究中的治疗师知道哪个是研究者寄予厚望的疗法）；第二，研究设计更有利于某种疗法（例如，寄予厚望的那个疗法在治疗中会有更多的实施机会）；第三，进行了一些构建不佳的比较研究（例如，比较研究中的治疗师被禁止实施某些通用的治疗行为；Luborsky et al., 1999；Wampold, 2001b）。第三种解释则导致了将那些并不用于治疗的疗法数据包括进来，这些疗法也常常被放入那类被标记为"语言疗法"或"其他疗法"的疗法中。当罗宾森等人（Robinson et al, 1990）研究研究者的忠诚效应的影响时，发现各种疗法间的差异并不显著。也就是说，忠诚导致了用于治疗抑郁症的各种疗法的效应的不同。

后来又有一个元分析比较了治疗抑郁症的各种疗法，从总体上也证实了这些疗法之间并不存在差异（例如，Cuijpers, van Straten, Andersson, & van Oppen, 2008；Wampold, Winami, et al., 2002）。然而，一些研究却显示在治疗严重抑郁症时，有两种疗法（人际关系疗法和行为主义疗法）要优于认知行为疗法，尽管差异效应值并不很大。

很多人指出，治疗抑郁症的疗法间效应大致相等并不奇怪，因为干预会导致急性应激性抑郁发作。然而，在治疗焦虑症时，经常宣称某些疗法优于其他疗法。

焦虑症

从前一节，我们可以看到在针对抑郁症的治疗当中，随着元分析研究的不断发展，早期研究中的各种问题在后来的研究中都基本得到了解决，然而对焦虑症的研究并没有从元分析发展当中获益。虽然，有充足的证据来下一些假定性的结论。但如下所示，并没有足够的证据可以证明在治疗焦虑症时，某种特定疗法明显优于其他疗法，尽管有些疗法的确有足够的证据宣称它们是有效的治疗方法。

瓦姆波尔德（Wampold，2001b）回顾了所有针对焦虑症的治疗方法的元分析，且没有证据表明某种疗法具有优越性。然而，对绝大多数的焦虑症而言，将那些用来治疗的疗法进行直接比较的研究数量并不足以得出具有决定性的结论。本节简要地回顾了自那时开始的这类研究。

相较于其他焦虑症而言，在创伤后应激障碍的研究领域中，所进行的临床实验更多，所实施过的疗法更多。多年以来，很多疗法都得到了发展，并都被用于检测创伤后应激障碍，其中包括认知行为疗法（Foa et al.，2005；Foa，Rothbaum，Riggs，& Murdock，1991）、眼动脱敏与再加工疗法（EMDR；Rothbaum，Astin，& Marsteller，2005；F. Shapiro，1989）、不包括暴露疗法成分的其他认知疗法（Tarrier et al.，1999）、催眠疗法（Brom，Kleber，& Defares，1989）；心理动力学疗法（Brom et al.，1989），及以现在为中心治疗（McDonagh et al.，2005）。显而易见，这些疗法的心理基础十分广泛，包括条件反射、认知重构、心理动力学以及神经心理学。其中一些是被特意设计成将暴露法和／或认知重构法排除在外的治疗（例如，McDonagh et al.，2005；Tarrier et al.，1999），一些是被少数科学家称作正确性有待证明的治疗（例如，EMDR；Herbert et al.，2000），一些则是基于"古典"的精神结构之上的治疗（如催眠疗法和心理动力学疗法）。因为创伤后应激障碍是一件独立的事件或一系列事件造成的，所以看上去应该发展那些有科学的心理学解释为基础的疗法，而且这些疗法也应该比其他疗法更有效。然而，最近本尼施（Benish）、艾梅尔（Imel）和瓦姆波尔德（Wampold，2008）使用瓦姆波尔德（Wampold et al.）等人1997年的元分析法收集了将两类或更多类用来治疗创伤后应激障碍的疗法进行直接比较的所有研究的效应。他们发现，对于创伤后应激障碍症状指标与所有指标而言，没有证据表明各疗法间存在差异，即使有，也非常小。也就是说，当前关于治疗创伤后应激障碍的证据并不支持某个特定疗法优于其他疗法这个结论；将各种疗法都考虑在内，可以得到一个结论是：治疗创伤后应激障碍的所有疗法，只要有令人信服的理论基础，由一个称职的治疗师实施，并且对实施于主动寻求帮助的来访者身上的疗法有信心，那么它们的效果都是相等的。

在治疗各种焦虑症的疗法中，关于惊恐症的疗法发展呈现一个有趣的模式。惊恐症是一个与其他焦虑症界限十分显明的障碍，其症状十分容易被辨认，尽管它与其他焦虑症（毫不奇怪，例如，广场恐怖症）经常是同时发生的。首先关注惊恐症症状的疗法是认知行为疗法与行为主义疗法（主要是放松训练），并且在与非治疗组或用于控制共同因素的治疗组之间所进行的比较中发现是十分有效的（例如，Barlow，Craske，Cerny，& Klosko，1989）。对惊恐症治疗方法之间的比较，大多数是将行为主义疗法或者药物疗法中的某种疗法与认知行为疗法进行比较。一项元分析研究发现，认知行为疗法中的认知成分并不能增加行为主义疗法治疗惊恐症时的效果，然而这种认知成分的确能改善抑郁的症状（Mitte，2005）。但是，由比弗（Biev）和钱布勒斯 Chambless（2007）进行的另一项数据分析研究发现，在治疗一个并不存在严重广场恐怖症的惊恐症时，在惊恐症状这样的衡量指标而不是其他的衡量指标（如焦虑和抑郁）上，认知行为疗法优于放松训练。然而，这个结论却来源于样本很小的比较研究结果（四五个的样子，取决于分析）。认知行为疗法在治疗惊恐症上的效果之争为这些疗法的早期发展和考查做出了较大贡献。对一些较难手册化的疗法的考查远远滞后于认知疗法与行为主义疗法。不过，最近，对精神分析治疗惊恐症进行较好的控制后，研究结果显示此疗法也可行（Milrod et al.，2007）。有些人可能会断定，当更多的治疗惊恐症的疗法获得发展并受到考查时，人们会发现它们其实与认知疗法及认知行为疗法一样有效。

对治疗焦虑症的疗法所进行的其他比较也显示了相似的结

果。有一个研究，将治疗强迫症时所使用的一种行为主义疗法（反应干预／暴露）和认知行为疗法进行直接比较，所得到的结果并没有坚定地支持某种疗法或其他疗法（Cottraux et al., 2001; Emmelkamp, Visser, & Hoekstra, 1998; Simons, Schneider, & Herpertz-Dahlmann, 2006; Van Oppen, de Haan, Van Balkom, & Spinhoven, 1995; Whittal, Thordarson, & Mclean, 2005），并且，近期的一项元分析研究，对相似的疗法进行比较，结果发现所产生的效应之间并不存在显著的不同（Rosa-Alcázar, Sánchez-Meca, Gómez-Conesa, & Marín-Martínez, 2008）。将治疗广泛性焦虑症的疗法（Siev & Chanbless, 2007）与治疗社交恐惧症的疗法（Acarturk, Cuijpers, van Straten, & de Graaf, 2009）进行比较也显示了相似的结果。

　　总体而言，并没有证据表明针对某种特定焦虑症所实施的某种特定疗法确实比其他疗法更有效，不过可能要将在治疗惊恐症时认知行为疗法比放松训练更有效这个现象排除在外。不过，有一个事实对这个结论的说服力会有所冲淡。即相对绝大多数焦虑症而言，只有少数一些行为主义疗法和认知行为疗法的衍生疗法得到过检验。然而，当治疗焦虑症的一些其他可行方法也得到发展和检测时，它们似乎与认知行为疗法一样有效。

物质使用障碍

　　治疗物质使用障碍的疗法相当多，包括认知行为疗法、动机性访谈、12步程序、社会技能训练、人际关系疗法。设计良好的实验，发现各种疗法之间并不存在差异（Project Match Research Group，1997）。最近的一项元分析研究，将治疗酒精依赖障碍的疗法进行直接比较，无论在饮酒指标还是在戒酒指标上，这一系列疗法之间并不存在差异（Imel，Wampold，Miller，& Fleming，2008），这与此领域里先前的元分析结果并不矛盾。

人格障碍

治疗人格障碍所使用的系统性疗法中最著名的是莱恩汉（Linehan，1993）针对边缘性人格障碍而创的辩证行为疗法（DBT）。辩证行为疗法包含了认知行为疗法成分和调节情绪的正念技术、来访者的配合度，提高治疗师的自我效能感和治疗边缘性人格障碍的来访者的技巧。辩证行为疗法在各种控制条件下，以及那些由专家型治疗师实施的常规疗法（TAU）中，已显示出了它的效应（Linehan et al.，2006）。

然而，心理动力学治疗师最近发展出了几个疗法以治疗人格障碍（Clarkin，Levy，Lenzenweger，& Kernberg，2007）。辩证行为疗法被拿来与移情焦点治疗进行比较，这属于一种心理动力学疗法。结果发现，在多种结果指标上，这两种结构性疗法都是有效的，而在冲动、生气、易怒及好斗等结果指标上，移情焦点治疗则优于辩证行为疗法（Clarkin et al.，2007）。虽然关于治疗人格障碍的研究相对较少，特别是针对情绪障碍的比较研究，但莱奇森林（Leichsenring）和莱宾（Leibing，2003）还对用来治疗人格障碍的心理动力学疗法与认知行为疗法进行了元分析研究，并发现心理动力学治疗的总体效应与认知行为疗法的效应一样大，或者更大。不过，这个元分析中的许多研究并没有得到很好的控制，且将认知行为疗法与心理动力学疗法直接进行比较的研究非常少。总之，看上去并没有哪个疗法在治疗人格障碍时更优于其他疗法，而另一方面，心理动力学疗法则坚称自己的疗效可以与认知行为疗法相媲美，甚至优于它。

儿童心理问题

针对儿童的心理疗法进行了大量的元分析。我们很难将治疗儿童时所获得的疗法效应与治疗成人时的效应进行比较，因为效应值的计算方式并不相同，部分原因是研究设计方法以及统计方法的改进创新所带来的。不过，看上去心理治疗对于儿童是有效的，虽然也许不如对成年人那么有效（Weisz, McCarty, & Valeri, 2006；Weisz, Weiss, Han, Granger, & Morton, 1995）。有一个争论是，认知疗法和行为主义疗法是否在治疗儿童心理问题时比其他方法更有效。1995年，韦兹（Weisz）等人进行了一个元分析研究并得出结论，在治疗儿童时，行为主义疗法优于非行为主义疗法。有人提出这种优越性是人为造成的，不过，韦斯和韦兹（Weiss & Weisz, 1995）检测了其中一个人为因素——研究质量，发现这并没有威胁到行为主义疗法的优越性。后来，又有一项元分析研究发现，在治疗儿童抑郁症时，认知行为疗法并不优越于非认知疗法（Weisz, McCarty, et al., 2006）。虽然在这些元分析中，缺乏直接比较使这个结论的准确性受到质疑，但是，有一个问题在最近一些元分析中则得到了解决。

斯皮尔曼（Spielmans）、帕塞克（Pasek）和麦克福尔（McFall）（2007）综述了将治疗儿童抑郁症和焦虑症时所使用的 CBT 与其他疗法进行直接比较的效应。他们发现，CBT 比那些并不用于治疗的其他疗法更有效，而当这些其他疗法真正用于治疗时，这种优越性就消失了。米勒（Miller）、瓦姆波尔德和瓦哈莉（Varhely）（2008）分析了 1980—2005 年进行的所有直接比较研究，即在治疗儿童的抑郁症、焦虑症、品行障碍以及注意缺陷多动障碍时所使用的疗法之间效应的比较。结果发现，与瓦姆波尔德等人的研究结果相矛盾的是，直接比较所得效应并不是同质地分布在 0 左右，进而指出也许某些疗法比其他疗法更有效。但是研究者的忠诚可以完全解释疗法间的这种不同：当研究师拥护某种疗法时，这个研究就产生了有利于这个疗法的效应。例如，如果疗法的研究者在训练和指导治疗师某两种疗法时对其中一个更偏好，那么这个被偏好的疗法则会产生效应。不管怎样，被米勒等人（2008）检测到效应间的差异，绝大部分是非常小的，并与治疗成年人时的情况类似。与治疗成年人时一样，在治疗儿童心理问题时，并没有哪种疗法看上去比其他疗法更有效。

关于有效性的结论

我们看到，在治疗一般心理障碍或特定心理障碍时，并没有哪种疗法一贯地显示比其他疗法更有效。不过，这个结论也有局限性，即虽然非常弱，某些疗法还是显示出了它们的优越性。例如，斯弗（Siev）和钱布勒斯（Chambless，2007）在一个只含有5个研究样本的元分析里，发现了在治疗有广场恐怖症的惊恐障碍时，某些结果领域显示出认知行为疗法优于放松训练；在治疗严重抑郁症时，某些疗法（即行为激活与人际关系疗法）则比认知行为疗法更有效。一个元分析中，至少有一个实验显示出，在治疗边缘性人格障碍和一般人格障碍时，心理动力学疗法看上去比认知行为疗法变体更有效。然而，鉴于多数的研究和数据都显示出疗法之间没有差异，我们很难基于所发现的那些很小的差异而给出建议。

现实世界的心理治疗

本章中所回顾的心理治疗的绝大多证据都来源于临床实验。由于自然情境中精神卫生服务本身的性质，包括服务的保密性以及职业治疗师所提供的相对自洽性，所以人们对实践背景中的服务知之甚少。直到越来越多的护理系统开始对结果进行评价，并且各种各样的社会调查被实施以评价心理疗法，情况才有所改变。本节简要地总结了这类研究的主要发现。

最重要的问题是，在自然情境中所实施的心理治疗是否有效。虽然控制研究结果表明心理治疗是显著有效的，但却并不能保证在现实世界里，实践背景下所实施的治疗也有效。有三种策略可以解决这个问题。

第一种策略是，评价在控制研究中所实施的疗法与即将在实践中实施的疗法之间的相似度。有时候这指的就是临床代表性。总体上，实验背景下的疗法的代表程度与所产生的效应值大小并不相关，也就是说，那些类似于实践治疗的疗法效果并不小于那些在高度控制的实验室背景下的治疗效果。

第二种策略是在一个设置的场下实施疗法，并将结果与普通治疗（有时候称为标准治疗）相比较。值得一提的是，这块设置的场中所引入的疗法其实就是一种在更多控制条件下被发展和检测的实证支持疗法或循证疗法。常规治疗研究的假设是可以通过在设置的场中引入实证支持疗法来完善服务的质量（Minami & Wampold，2008）。结果发现，在治疗大量的成人和儿童心理问题时，在设置的场中实施实证支持疗法或循证疗法会比普通治疗产生更好的效果（Addis et al.，2004；Linehan et al.，2006；Weisz，Jensen-Doss，& Hawley，2006）。然而，这个结论获得了许多警告。通常，实证支持疗法或循证疗法中的治疗师会接受额外的监管和训练，实施监管和培训的又正是那些发展出实证支持疗法或循证疗法的创始人。而在其他情况下，常规治疗并不是一种心理疗法（如一个支持小组），所涉及的与来访者的互动较少。不管怎样，在一些控制得较好的研究中，循证疗法或实证支持疗法与常规治疗之间的差异非常小，且差异不显著（Minami & Wampold，2008）。

评价临床背景下的数据结果的第三种策略是众所周知的标记法。这个标记法的理念是去核算临床实验中心理治疗的效应（即从治疗前到治疗后的效应值），然后在一个自然情境中核算相同的效应。在早期的标记法研究中，韦尔森（Weersing）和韦兹（Weisz，2002）通过元分析的方法核算了基准数据，发现在对 67 个孩子进行常规治疗时，相比于临床实验中的治疗效果而言，更接近于非治疗控制组的效果。不幸的一点是，标记法需要大量的样本以提供可靠的估计，并且效应间的比较方法很复杂。近期，米纳米（Minami）和同事们发展了标记法策略（Minami, Serlin, Wampold, Kircher, & Brown, 2008）并为治疗成人抑郁症的疗法创建了元分析式的基准数据（Minami, Wampold, Serlin, Kircher, & Brown, 2007）。当使用的数据是在一个托管式护理的环境中对几千名被诊断为患有抑郁症的来访者进行评估后的结果时，这种从实践中获得的结果等同于或远超于在临床实验中所创建的基准数据（Minami & Wampold, et al., 2008）。

看样子，在实践中的治疗是有效的，虽然不像临床实验中所实施的治疗那样有效。有一些证据可以证明，常规治疗的效果并不及引入实证支持疗法或循证疗法的实践领域中的治疗效果，但是，这种差异很小，并且对治疗师的额外训练与监管以及治疗强度的增加致使解释这样的比较十分困难。不过，后来的研究增加了实践中的某些疗法会比其他疗法更有效的可能性——渡渡鸟效应是否也适用于场设置研究？同样，来自场背景下的证据非常难获得，不过，人们已经开始努力去解决这个问题，即在英国国家医疗服务系统实施基础治疗的背景中会例行公事地对心理治疗结果进行评估。提供者指出他们实施的或者是认知行为疗法，或者是个人中心疗法，或者是心理动力疗法。在两个大样本实验研究中，提供者所产生的结果显示三种疗法效果大致相等（Stiles，Barkham，Mellor-Clark，& Connell，2008；Stiles，Barkham，Twigg，Mellor-Clark，& Cooper，2006）。这个结果表明，临床实验中的各疗法间疗效相等这个发现在实践治疗中也是正确的。

既然所提供的治疗方法看上去并不影响结果，那么治疗师所采取的理论取向则是值得去了解的。每 10 年，诺克罗斯（Norcross）和同事们都会对美国心理学会制订的 29 种心理治疗理论进行调查，主要就是调查临床心理咨询师常用的是哪一种疗法。最近的一个调查结果（Norcross，Hedges，& Castle，2002）显示，超过 1/3 的心理学工作者指出他们在实践中最常使用的是折中疗法或称为综合疗法，其次是心理动力或精神分析（29%）、行为主义疗法或认知疗法（19%，是 1981 年的双倍），以及某种形式的人本主义疗法（个体中心、罗杰斯、存在主义、格式塔或其他人本主义；6%，相比 1981 年的 14% 有所下降）。可以看出，认知和行为主义取向的受欢迎度在增加，而人本主义取向则在下滑。

在许多阵营里有一种共识是，心理治疗的实施需要受到限制，因为来访者对心理治疗的使用量会超过需要进行治疗的量。不过，并没有证据支持这个假定。上面讨论到的标记法研究中（Minami，Wampold，et al.，2008），并未受到限制的来访者，平均会使用 9 个阶段以满足抑郁基准，而在临床实验中所创造的平均使用基准数是 16（Minami & Wampold，et al.，2008）。也就是说，在实践中所实施的心理治疗不仅是有效果的，而且是有效率的。斯蒂莱（Stiles）、巴克汉姆（Barkham）、科勒尔（Connell），以及梅勒·克拉克（Mellor-Clark，2009）发现，来访者和治疗师会适当地调整治疗长度以满足来访者的需要，当来访者症状得到大幅改善时，治疗终止（也见于 Baldwin, Berkeljon, Atkins, Olsen, & Nielsen，2009）。

在现实世界中心理治疗的有效性虽然有很好的记载，不过事实是，当某些积极的变化的确发生时，任何完善数据结果的方法都是非常有价值的。而在那些没有改变，或更糟，甚至恶化的案例中，是什么样的状况呢？据统计，有 5% ~ 10% 的来访者在治疗中病情恶化（Bergin，1971；Hansen, Lambert, & Forman，2002）。在过去的 10 年里，越来越多地强调在一些程序性实践治疗中测量数据并使用它们以完善研究结果（Lambert, Hansen, & Finch，2001；Miller, Duncan, & Hubble，2005）。特别有趣的是那些关于治疗师从他们的来访者那儿得到反馈的研究。在一系列研究中，拉姆伯特（Lambert）和同事们（Harmon et al.，2007；Lambert, Harmon, Slade, Whipple, & Hawkins，2005；Lambert, Whipple, et al.，2001；Lambert et al.，2002；Whipple et al.，2003）调查了三种效应：治疗师收到的信息反馈是来访者获得预期的进步（例如，来访者在一个给定的严格的水平线上提高了一个预期等级），或者虽没有预期的进步却还是有了一些改善，或者是恶化。结果显示，相比那些未给予治疗师反馈的来访者而言，那些给予治疗师简单反馈的来访者在治疗结束时会有更好的效果。特别是在来访者病情恶化的情况下，这种效应特别大。

总　结

虽然关于心理治疗的效果争论由来已久，但是研究明显地显示出心理治疗是一种显著有效的疗法——在治疗大部分心理障碍时，比许多医疗实践更有效，与药物治疗一样有效。然而，可以看出，令人有些意外的是，用于治疗的疗法总体上效果相当，无论是普通心理障碍还是某种具体心理障碍。总之，没有哪一种疗法比其他疗法更优越。也可以看出，在实践背景中实施的心理治疗的效果等同于或接近于临床实验中实施的心理治疗的效果。

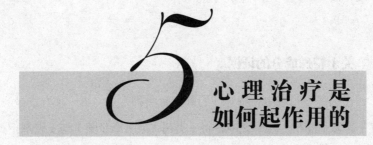

5 心理治疗是
如何起作用的

CHAPTER FIVE

一直以来，人们之间存在着争论。一些人相信特定疗法在治疗心理障碍时有效果是因为这种疗法中某种特殊成分导致的，而有些人则相信心理治疗的效果是由所有或大部分疗法所共同拥有的心理因素造成的。因此，在某种方式上，到底是什么导致了心理治疗起作用则取决于你问的是谁。本章中，首先呈现的是关于特殊成分的证据，接着是关于共同因素的证据。

关于特殊成分的证据

在医药学领域中，特异性的确立有两种方式。第一种方式是，在一个双盲随机对照研究中，将一类药（或一个步骤）与安慰剂相比较。此设计中控制了心理因素，例如，希望、期待以及与治疗师的关系。如果这种药物的疗效被发现优于安慰剂的疗效，那么就有证据表明这个疗效是由这种药物中那个特殊成分所带来的，因为这个药物活性成分和安慰剂唯一的不同就是这个计划用来矫正身体状况的特定成分。医药学领域确立特异性的第二种方式是建立一个系统特殊序列（Wampold，2007）。依据瓦姆波尔德（2007）的观点，具体是以下面的方式来实现的：

（a）在科学研究的基础上，对一种病建立一个生物学方面的解释；（b）设计一种疗法或假定一种药物去矫正这个生物缺陷；（c）这种物质的实施以预期的方式改变了病人的生物学症状，而其他物质并没有；（d）生物学症状的变化矫正了病情（慢性病的一种治疗或控制方式）（p.867）。

一个关于这种系统特定序列的例子是消化性溃疡的治疗。消化性溃疡被假定是因大量幽门螺杆菌的存在而导致的，治疗措施（主要）包括实施一种抗生素以减少细菌的数量，抗生素的实施的确减少了细菌的数量，继而患者病情得到改善（症状消失了，且检测也揭示出溃疡已经治愈）。

心理治疗的研究者已经使用过各种类似于随机对照研究的实验设计和其他一些建立系统特定序列的设计类型，从而努力尝试确立心理治疗的特异性。在很多方面，心理治疗中特异性的确立要比医药学中的更困难，原因有以下几点：在心理学系统中衡量过程与结果存在一些困难，在心理治疗实验中双盲是不可能的；各种精神障碍中的心理缺陷是含糊不清的。尽管这样，下节还是对特异性方面的证据做了简要回顾，主要讲述设计类型。

成分设计

成分设计是指通过移除某个关键成分（通常称为分解设计），或者增加一个可能增强疗效的成分（通常称为加法设计），从而明确某个特殊成分的效能（Borkovec，1990）。下面的两个例子对此进行了说明，并提供了研究结果。

认知行为疗法治疗抑郁症，无疑是研究得最多，有效性被证明得最多的——认知行为疗法由三个成分组成：行为激活、干预和改变自动化观念的技巧习得，以及核心模式的修正。雅各布森（Jacobson et al，1996）等人，曾努力尝试着去确定认知成分的重要性。他将150名抑郁症患者随机分派到三种条件中：行为激活（BA）；行为激活加改变自动化观念的成分（AT）；整个认知行为疗法治疗程序（CBT），它也产生着核心的认知图式。在治疗结束时，以及接下来的6个月里，CBT并不比另外两种成分更有效。而且，BA和AT在改变自动化观念和功能失调的归因风格上与CBT一样多。这个结果表明，CBT的认知成分在治疗抑郁症时并不具有特异性，也就是说，自动化观念和功能失调的核心归因模式所起的作用并不是CBT治疗抑郁症获得成功的关键。

雷希克等人（Resick et al.，2008）使用了一个与上面相类似的方法即分解认知加工治疗（coginitive processing therapy，CPT）来对遭受人际关系暴力的创伤后应激障碍（PTSD）女性受害者进行治疗。将实施整个CPT所得的疗效与CPT的分解疗法所获得的疗效进行比较，其中CPT的实施包括两个步骤：对外伤暴力进行书面描写（WA）以及无书面描写的认知治疗（CT）。在这三种治疗条件下，来访者在PTSD症状以及抑郁的衡量指标上都有了实质性的改善。整个治疗程序（CPT）并不比其他两种分解疗法更加有效，尽管在PTSD衡量指标上，CT则稍稍地优越于WA。与雅各布森等人的研究结果（1996）相似，实施整个治疗程序的治疗效果并不优于只接受某一分解治疗程序的疗效，这表明这个成分在治疗

PTSD 时并不具有特异性。

2001 年，安和瓦姆波尔德对所有使用成分设计评估特殊成分的研究进行了元分析。他们的研究对象是 27 个成分设计研究，这些研究或者移除一个关键成分，或者增加一个成分，从而得出以下问题的答案：相较于只包含更少（或没有）关键成分的疗法而言，整个治疗程序是否效果更好。包含与不包含关键成分的疗法间效应差异并不显著，表明在这三个研究中，并未固定地显示出假定的关键因素对于治疗的成功而言起关键作用。

在一个对社会焦虑的元分析研究中，阿科特尔克（Acarturk）、库伊吉普斯（Cuijpers）、斯凡·施特兰顿（van Straten）和德·格拉夫（de Graaf, 2009）对许多包含了各种假定元素的疗法进行考查。虽然这些并不是成分设计研究，但是他们解决了相同的问题。在这个元分析中，不包含暴露成分的疗法与那些包含暴露成分的疗法之间差异不显著，包含放松的疗法与不包含放松的疗法之间的差异不显著，包含社交技巧训练的疗法与不包含社交技巧训练的疗法之间差异不显著。

在医药领域，控制组设计被发展出后不久，罗森塔尔（Rosenthal）和弗兰克（Frank, 1956）建议在心理治疗中使用这种设计以确立心理疗法的特异性。不幸的是，在心理治疗中使用控制组设计存在着技术问题，显示了心理治疗与医药学之间的差异（Baskin, Tierney, Minami, & Wampold, 2003; Critelli & Neumann, 1984; Grünbaum, 1981; A.k. Shapiro & Morris, 1978; Shepherd, 1993;

Wampold，1997，2001a，2001b）。心理安慰剂的基本设计是创造一种没有任何特殊成分的疗法，即一个无效的心理过程。这种安慰剂型疗法通常被称为支持疗法、替代疗法，或共同因素控制。这种疗法没有心理学依据，通常由移情式反应和反映式聆听组成，并不关注具体问题、处理技巧等（也就是说，这种疗法没有强有力的理论支持）。有时，为了控制某个特定成分，治疗师被禁止使用某些特定的共同方式来进行回应。例如，在 PTSD 疗法中控制暴露，安慰剂型控制可能会要求治疗师不去讨论创伤事件，因为这可能是一种隐秘的或想象的暴露（例如，在一个安全和舒适的环境中想这个事件；Foa，Rothbaum，Riggs，& Murdock，1991）。

心理学研究中的控制组设计存在三个问题。第一个问题是识别的问题。在医药学中，安慰剂药片与含有活性成分的药片之间难以被识别，而在心理治疗中做到这点则相当困难。也就是说，除了仅仅包含一种活性成分以外，活性疗法与安慰剂治疗之间在外形上还有许多不同，包括来访者对疗法的信任度以及由此可能导致的心理预期。最好的安慰剂设计总是努力尝试为疗法创建令人信服的理论依据（Borkovec & Costello，1993）。但是，通常这些安慰剂都有许多不足，实施了更少的心理治疗或者由不太专业的治疗师实施（Baskin et al.，2003）。

第二个问题是安慰剂心理治疗研究不能做到可以使来访者不知情。来访者可能不知道研究中的各种疗法，但是他们对每一种治疗条件下的成分肯定有所认识，因为他们正接受着它们。而且，更重要的是，研究当中的治疗师并不是不知情的，特别是，他们知道提供的是实验性的新奇而有创意的疗法，还是一种没有任何活性成分的治疗。

第三个问题是安慰剂控制组设计并不涵盖所有共同因素，即一个说服力强的理论依据和一种疗法，这在许多模型中是最关键的两个因素，前面章节中已讨论过（Frank & Frank, 1991; Garfield, 1992; Imel & Wampold, 2008; Torrey, 1972; Wampold, 2007; Wampold, Imel, Bhati, & Johnson Jennings, 2007）。

尽管控制组设计问题种种，但由这种控制组设计而产生的证据已经被用来宣称心理治疗是如何起作用的。1994年，拉姆伯特（Lambert）和伯金（Bergin）对15个元分析研究进行了回顾，以确定疗法与心理学安慰剂的效应。他们的结论是用于治疗的疗法效应优于心理学安慰剂的效应（效应值 =0.48），而心理学安慰剂效应又优于无治疗组（效应值 =0.42），两个都是中等的效应（Cohen, 1988）。特异性的支持者可能就宣称这支持了他们的立场，因为特殊成分的治疗优于没有这些成分的治疗。而另一方面，共同因素的支持者则会说，这种控制并没有包含所有共同因素（例如，一系列合理的且具有治疗性的行为），并且会说，一个没有理论支持和治疗有效成分的条件能够产生相当大的疗效这个事实本身则是某些共同因素具有影响力的证据（Wamplod, 2001b）。包含了一个强有力的基本原理和一系列治疗行为的疗法与不含这些东西的疗法之间的这种差异可以解释成任何疗法（即指任何一种由治疗师实施的、用于治疗的、具有强说服力的疗法）都是重要的。

　　另外一个元分析研究尝试用控制组设计时去解决这些问题以确立特异性。史蒂文斯（Stevens）、海纳恩（Hynan）和艾伦（2000）只收集了含三组对比实验的研究：一组接受特定疗法，一组是安慰剂控制组（被标签为共同因素控制组），一组是无治疗控制组。他们也对安慰剂控制组的可信度进行了量化。相比于拉姆伯特（Lambert）和伯金（Bergin，1994），他们在特定疗法组与安慰剂控制组之间发现了更大的差异，在安慰剂控制组与无治疗组之间发现了更小的差异，这种划分越严格，结果越明显。史蒂文斯等人得出以下结论：

　　克莱因（Klein）曾宣称，在心理治疗中没有特殊成分。与之相反，通过这个元分析中共同因素控制所表现出来的结果，我们发现了包含特殊成分的心理治疗效应超过共同因素效应的证据。……我们的元分析清楚地指出含特殊成分的心理治疗所产生的积极影响超过了共同因素带来的影响，特别是在当参与者的问题更严重时（pp.283，286）。

　　不过，要注意的是，从控制组设计中得来的关于心理治疗的特异性效应的结论经常受到以下事实挑战，即安慰剂控制组只包含某些认为有必要的共同因素，而且这种共同因素控制常常没有得到很好的设计。巴斯金等人（Baskin，2003）通过将安慰剂控制组设计分为两组，即在持续性、程序化、治疗师培训方面相当于活性治疗组和在持续性、程序化和治疗师培训方面完全没有任何活性成分的治疗组。他们发现活性成分治疗组效果优于结构不平衡的安慰剂控制组，并不优于得到较好设计的安慰剂控制组。也就是说，当安慰剂在结构上接近于活性成分治疗时，它们的效应类似于活性成分疗法的效应，这为那种认为特异性可能是安慰剂控制组设计方面的问题导致的论断提供了一些证据。

在心理治疗中建立系统特定序列

长期以来已经有公认，即在心理治疗中确立特异性只显示活性成分疗法比安慰剂控制组治疗更有效果（Rosenthal & Frank，1956）是不够的，这一点在心理治疗中的控制组研究模糊两可时显得更加重要。糟糕的是，在心理治疗中确立系统特定序列则有很多的困难。其中一个困难是精神障碍的心理缺陷还没有得到明确的界定。精神障碍的分类体系（例如，《精神障碍诊断与统计手册》；APA，2000）是一种客观的描述而不是病原学的分类（Widiger & Trull，2007），也就是说，我们是通过症状类型而不是通过确立心理上的缺陷来界定精神障碍。以惊恐症为例来说明确立特异性会产生的这个问题。关于恐慌的六种最好的解释要么被证实的要么被证伪的（Roth，Wilhelm，& Petit，2005），而且，通过修正恐慌背后的缺陷来认定某种疗法是有效的这样的尝试是不可能做到的。精神障碍缺乏确定的病原学界定，使之与幽门螺杆菌导致消化性溃疡的例子之间有巨大不同。尽管有这么多的困难，依然有许多人做出了创造性的努力以调查心理治疗中的这种系统特定序列。

确立一个系统特定序列的一个主要方法是检测调节效应。疗法A以系统A来治疗一种障碍，疗法B以系统B治疗同一种障碍，然后疗法A和疗法B通过不同的系统可能都具有特异性，对来访者可能都有益。例如，在用认知行为疗法治疗抑郁症时可能关注的是认知扭曲和适应不良，而在用人际关系疗法（IPT）治疗抑郁症时则可能关注的是友谊和社会支持。这也是为什么心理治疗的结果大致相同（即渡渡鸟效应），以及通过不同系统而实施的各种疗法的特异性也相同的一个例子（Wampold，2001b）。调查有助于确定疗法在它们各自的系统中的调节效应（即认知行为疗法会改变认知，而人际关系疗法会改变社会关系）。当然，这种设计有时会得到复杂的、难以解释的结果。一些例子可以进行说明。

关于调节系统的解释的最好例子是雅各布森等人（1996）在治疗抑郁症时将所用的认知行为疗法进行分解。除了检测认知行为疗法各成分的结果（整个认知行为疗法程序、自动化观念、行为激活），他们还检测了两个调节变量——消极观念和功能失调的归因，这两个变量可以因认知成分（自动化观念可能会变得更少）的作用而被改变。然而，所有这三组治疗，包括不含认知干预的行为激活，在改变消极观念和功能失调的归因上效果相等。那些认知变量并没有如预期那样在疗法和抑郁之间起调节作用，这表明认知行为疗法在治疗抑郁时并不具有特异性。

在焦虑领域中，在治疗强迫症（OCD）时，安霍尔特（Anholt）

等人（2008）对认知行为疗法和干预／暴露反应的改变过程进行了检测。理论上，干预／暴露反应是一种行为主义疗法，关注的是强迫症的强迫性冲动方面，而认知行为疗法是一种认知疗法，关注的是强迫观念方面。安霍尔特和同事们假定干预／暴露反应最初会减少强迫性冲动，接着才是强迫观念的减少，而 CBT 则显示了一个完全相反的模式。与预测相矛盾的是，两组中的改变过程是同样的，在两组疗法中都是强迫冲动先得到了改变，并且强迫冲动的改变也更好地预测了最终的结果。

　　另一个著名的例子是，对美国国家精神卫生研究院（NIMH）的一个抑郁症合作研究项目的治疗（TDCRP; Elkin, Parloff, Hadley, & Autry, 1985; Elkin et al., 1989）进行的分析发现了中介效应。心理治疗的两大武器，认知行为疗法和人际关系疗法被预期，分别是功能失调和社会适应不良的常规疗法。然而，这种预期的调节关系并没有出现（Imber et al., 1990）：

　　　虽然理论原理互不相同，治疗程序各具特色，治疗过程中的假定也不尽相同，但是在急性治疗结束时，没有哪个疗法在与它的理论基础相关的衡量指标上产生了清晰的一贯效应。这个结论有些令人惊诧，不仅仅适用于这两类精神疗法，也适用于抑郁症合作研究项目的治疗中实践的药物疗法（p.357）。

　　可见，理论上可预期的调节效应并没有被检测到，对涉及认知的调节性变量的研究所进行的元分析验证了这个结论（Oei &

Free，1995）。结果发现，与特异性假定一致的是，认知变量的确调节着认知行为疗法和结果。但是，也发现认知变量同样调节着非认知性疗法，甚至是药物疗法的结果。也就是说，认知性变量在疗法和疗效中所起的调节作用难以与认知行为疗法区别开来。

但是，其他试图通过使用调节设计去发现特异性效应，特别是认知行为疗法的特异性效应的一些尝试则获得了一些令人鼓舞的证据。那些对被称为突然获益（Tang & DeRubeis，1999；Tang，DeRubeis，Beberman，& Pham，2005；Tang，DeRubeis，Hollon，Amsterdam，& Shelton，2007；Tang，Luborsky，& Andrusyna，2002）的领域所进行的研究得到了关于特异性的证据。突然获益是指从一个环节到下一个环节时，症状发生了急剧改善。在治疗抑郁时，在两个环节之间，那些在贝克抑郁症状评估表得分上显现出戏剧性变化的来访者在治疗结束时会适应得更好，并且在疗程结束后的各个阶段，他们也更少复发（Tang & DeRubeis，1999；Tang et al.，2002，2007）。对于特异性的重要性，唐等人（2005）发现，用认知行为疗法治疗抑郁症时的突然获益其实是指那些在突然获益之前的环节中所发生的认知变化。在其他一些疗法中（例如，支持性表达心理治疗）已经发现了突然获益，但是这种获益比认知行为疗法中的突然获益看上去更不稳定，也与结果不相关（Tang et al.，2002）。

调节系统中的变化可能与最终的疗效无关，这可能归功于共同因素，但是关系到更长远的疗效。关于心理系统中的基础改变是如何帮助来访者应对治疗结束后生活中所遇到的各种问题。像叶罗姆·弗兰克（Frank & Frank，1991）所提出的那样，通过一个重塑的过程，共同因素足以提供即时放松，但是可能很少会发生持续的变化。关于这一点，有一些证据可以进行说明。有一项研究，用认知行为疗法治疗 35 名抑郁症患者，结果发现，那些已经习得认知应对技巧并展示了证据以表明他们正在使用着认知策略的来访者在治疗结束后一年中具有更低的复发率（Strunk，DeRubeis，Chiu，& Alvarez，2007）。然而，自尊上的变化与复发率不相关。

  对于渡渡鸟效应（即效应大致相等）的其中一个解释是某种给定的障碍可能有多重病因。例如，导致抑郁的原因多种多样。一些来访者的抑郁可能是由认知失调造成的，一些人则是由糟糕的社会关系造成的，还有一些人，则是生理上的缺陷或原因造成的。这实质上是对依据症状而不是病因所进行的诊断分类法的一种批评（Follete & Houts，1996）。如果一个给定的障碍有多重病因，那么针对某种特定缺陷而设计的治疗程序就只会对那些确认有这种缺陷的来访者有效，另一些针对其他缺陷而设计的治疗程序，则对另一类来访者有效。这实质上是一个匹配性的假定——为修复某种特定缺陷而设计的治疗程序在与具有这种缺陷的来访者相匹配时是有效的。

  许多研究都尝试着去检测这种缺陷匹配假设。在 20 世纪 80 年代后期，丹斯（Dance）和诺伊费尔德（Neufeld，1988）回顾了匹配性研究，并没有发现证据表明将一个疗程与有某种特定缺陷

的来访者匹配后会产生更好的效果。同样地，B. 史密斯（Smith）
和西克里斯特（Sechrest，1991）指出，这种匹配型效应的相关
证据"并不令人鼓舞"。在酒精使用障碍领域中曾设计了两个多
点实验，具体地检测这种匹配假定，结果是没有哪个实验证实了
一个匹配假定（Project Match Research Group，1997；UKATT
Research Team，2007）。例如，在 UKATT 研究中，假定那些对
改变没有做好准备的来访者在放大动机治疗中会有更好的结果，而
那些社会支持水平较低的来访者则在社会行为和网络治疗中有所获
益，但是超过了 700 人的来访者数据并没有为这种假定提供支持。
瓦姆波尔德（Wampold，2001b）回顾了这些匹配研究，也没有发
现证据表明那些与缺陷相匹配的心理疗法比那些不相匹配的疗法更
有效。

关于特异性效应证据的结论

在心理治疗中发现关于特异性效应的证据是一项困难的任务，
比在医药学领域要困难得多。例如，在医药学中，设计一个与含有
活性成分的药片难以分辨的安慰剂和设计一个双盲安慰剂实验都是
可行的，而在心理治疗中相应的设计却存在很多问题，以至于对安
慰剂设计的效度造成威胁。同样，在心理治疗中的系统特定序列研
究比医药学中的更复杂，精神疾病的原因更加模糊不清，相对来
讲，也是因为心理系统比生物系统更难观察和研究。

尽管关于特异性问题的研究困难重重，心理治疗中关于特异性

效应的证据相对稀少，但是，也正是因为这些困难，终止对特异性效应的研究还言之过早。针对某种特定障碍的特异性效应所进行的确定性研究会为人们带来更加有效、更加高效的服务。

关于共同因素的证据

关于特殊成分证据的缺乏则引出一个问题：是否就可以说明共同因素导致了心理治疗的效果。想从共同因素研究中得出这个结论可能要比从特异性问题中获得的难度更大。根本原因在于，共同因素无法进行实验操作，所以起因归属比它们在实验设计中表现得更繁杂。例如，人们无法将一名来访者随机分别分配到一个好的工作同盟和一个不好的工作同盟中去；这个同盟是评估出来的变量，且与效果相关。这样，效果与同盟之间的这种相关到底是意味着同盟带来效果还是效果导致了同盟？又或者是不是第三个变量同时导致了同盟与效果？并且，同盟 - 效果关系是治疗师促成同盟所导致的还是来访者促成同盟导致的？对同盟度无法实施实验操作并不意味着同盟度与好效果之间没有因果相关；这只是意味着在关于因果关系的结论的有效性方面存在着很多威胁。

第二个困难是共同因素并不是可以被增加到一个心理治疗处方中以达到好效果的不连续的成分，同盟关系，涉及对治疗任务的认可，必然与实施的疗法紧密相连。治疗师这个人是这种关系的参与者。某种疗法的原则的可接受度（即关于来访者困境的解释）既取决于同盟关系的质量也有助于同盟关系的建立。共同因素就这么互相影响着，随着时间的推移，便形成了一个复杂的体系，非常难以理解，更别提研究了。然而，关于几个共同因素的研究证据也指出，它们对于心理治疗效果而言十分重要。

尽管共同因素具有互相关联的性质，关于挑选出来的几个共同因素的研究表明，**疗法如何实施比选择哪种疗法更重要**。在现有的各种心理治疗方法中，我们可以看到，有几个心理治疗因素非常重要。

工作同盟

工作同盟这个概念起源于心理动力学理论，在 20 世纪 70 年代这个概念成为泛理论（Horvath & Luborsky，1993）。工作同盟（或简称同盟）这个模型由 3 个成分组成：治疗师与来访者之间的约定，对治疗目标的认可，对治疗任务的认可（Hatcher & Barends，2006；Horvath & Bedi，2002；Horvath & Luborsky，1993）。工作同盟已被界定为"参与者（即治疗师与来访者）间相互协作的、有目的性的工作"（Hatcher & Barends，2006）。工作同盟与其他因素之间的内部相关在后面两种成分中明显地表现出来，即对心理治疗目标和任务的认可（Hatcher & Barends，2006；Tryon & Winograd，2002；Wampold，2007）——没有操作程序的治疗，其目标和任务不会获得认可。在一些疗法研究中，实验控制使用最小的回应，并且没有疗法原则或结构，这时候的工作同盟完全由约定组成，即没有目标和任务。哈彻（Hatcher）和巴伦德（Barends）简明地总结了这点：

> 同盟度囊括了治疗中的所有成分，是这些成分的上级概念，而不是成分本身。当将同盟度与所有治疗关系进行合并时，是将技术和同盟度看作治疗的两个相等的成分，从而在观念的两个不同水平上发生了混乱（p.292）。

尽管同盟度在理论上有微妙之处，但是心理治疗研究的一个主要问题依然集中于同盟度与效果之间关系的大小上。这个领域中的模态设计已经考查了这种关系，即在心理治疗早期（约第三环节）所测量到的同盟度与最后的效果或者从治疗前到结束所发生的功能上的变化之间的相关度。有几个回顾研究与元分析研究进行了好几年，结果发现了一个适度的、固定的、数值在 0.2 范围以内的相关度（Horvath & Bedi, 2002; Horvath & Symonds, 1991; Martin, Garske, & Davis, 2000）。在越早的环节中，同盟度越高，结果越好。剔除来访者心理障碍严重程度的影响，治疗早期被评价的变量中，没有哪个变量可以比同盟度更好地预测最后的治疗效果。

大量研究结果都强调了同盟度的重要性。第一，无论所提供的心理治疗疗法类型是什么，同盟度都与治疗效果相关（Carroll, Nich, & Rounsaville, 1997; Horvath & Bedi, 2002; Krupnick et al., 1994, 1996; Wampold, 2001b），这和当初的预期相冲突。当初人们预期，同盟度在那些强调关系的疗法（人本主义或心理动力学）中会比在有更多标准化程序的疗法（例如，认知行为疗法）中更加重要。确实，有证据表明在行为医学治疗中，同盟度与治疗效果相关（Blatt, Zuroff, Quinlan, & Pilkonis, 1996; Krupnick et al., 1994, 1996）。而且，不管这个同盟度的评估者是治疗师、来访者或观察者，一般不会造成太大的差异，虽然当由来访者评估同盟度时会存在一个稍高的相关度（Martin et al., 2000）。

在解释同盟度与治疗效果之间的相关性上有一定的难度（Crits-Christoph, Gibbons, & Hearon, 2006; DeRubeis, Brotman, & Gibbons, 2005）。核心问题为，是否可以得出同盟度带来更好的治疗效果。第一个质疑是：疗法早期的获益导致了同盟，因此是疗法早期的获益导致了同盟与最终治疗效果之间的相关。通过使用各种复杂的统计手段而做了几个尝试，以排除同盟是由早期获益带来的结果。许多研究已经发现早期获益这个变量并不会造成混淆，也就是说，同盟度预测效果的程度远高于早期获益（Baldwin, Wampold, & Imel, 2007; D.N. Klein et al., 2003; Zuroff & Blatt, 2006）。不过，也有一些证据表明，同盟度是治疗产生的效果而不是诱因。

对同盟 - 效果关系的第二个质疑是指这种关系可能是由来访者促进了工作同盟关系的建立而产生的良好治疗效果。治疗关系中一些来访者建立人际关系的能力更好，可能是因为他们具有更好的依恋模式（Mallinckrodt, 1991），继而会和治疗师结成更好的工作同盟关系。并且，也可能是那些更好地使用了治疗并获得了更大收益的来访者。在这种案例中，是来访者促进了工作同盟从而产生了更好的治疗效果，与治疗师和治疗理论无关。或者，很可能是治疗师的贡献十分重要。那些总体上与大部分来访者建立良好同盟关系的治疗师很可能就是那些在大多数来访者中产生更好咨询效果的人，也就是说，高效的治疗师都是有效果的，因为他们更有能力与来访者建立同盟关系。当然，也可能是一个交互式效应——某些治疗师会与某一类型的来访者形成更好的同盟关系，即当治疗师与来访者有一个好的匹配度时，治疗效果会更好。

巴尔德温等人（Baldwin et al., 2007）曾将工作同盟的各种影响因素分解开来（即来访者、治疗师、交互作用）并发现，治疗师促进的工作同盟可以预测治疗效果，而来访者促进的工作同盟关系以及来访者与治疗师之间的交互作用都不预测效果。也就是说，那些总体上与来访者可以形成更好工作同盟关系的治疗师会产生更好的治疗效果。不过，对于任何一个治疗师而言，与一个来访者工作同盟的质量并不能预测与另一个来访者工作同盟的质量（see also Trepka, Rees, Shapiro, Hardy, & Barkham, 2004）。有证据表明，在创建同盟和修复破裂的工作同盟关系方面对治疗师进行训练，则是有效的（Crits-Christoph, Connolly Gibbons, et al., 2006; Hilsenroth, Ackerman, Clemence, Strassle, & Handler, 2002; Safran & Muran, 2000; Safran, Muran, Samstag, & Stevens,

2002）。这样的结果与第3章的讨论相符——在向来访者提供解释
（即治疗师所采取的治疗理论）和治疗目标方面，治疗师能促成与
来访者的合作十分重要。因此，提供目标和任务的理论模型对于治
疗工作的开展十分重要。

　　虽然上面所讨论的一些原因，对治疗中的工作同盟很难做出解
释，但它是所有治疗中的一个重要方面，这点则达成了共识。甚至
那些心理治疗中特异性的坚定支持者也会承认，好的工作同盟是治
疗产生效果的必然条件，但非充分条件（Barlow，2004）。有证据
指出，工作同盟并不归因于早期获益，虽然关于这一点存在着一些
争议。而且，治疗师在促成工作同盟关系过程中所做的努力是来访
者发生转变的重要影响因素。

治疗师

　　心理治疗的共同因素模型的宗旨之一为治疗师这个人自身就
是个很关键的因素（Wampold，2007）。依据此观点，一些治疗
师，无论采取哪种治疗取向，都比其他治疗师更有效。那么核心问
题是，是不是某些治疗师会比其他人的治疗效果更好？如果是，那
么这些高效治疗师有哪些特征和行为呢？历史上，在许多领域，当
强调某些疗程或项目时，服务的提供者总是会被忽略（Danziger，
1990；Wampold，2001a）。例如，在教育中，研究通常以课程创
新或学校变革为目标，而不是以提供课程的教师为目标（Nye，
Konstantopoulos，& Hedges，2004）。在曾诞生了大量被用于心理

学的统计方法的农业领域中，让研究者感兴趣的是农耕实践（农作物品种、灌溉和肥料），而不是这些实践的实施者——农民自身的差异。在医学领域，药和治疗程序是最重要的，内科医生医术的差异被忽略。类似地，心理治疗也忽略了实施疗法的治疗师的作用，特别是最近几十年以来（Beutler et al., 2004）。近年来，开始考虑到来访者与治疗师的相互影响（即如在临床实验中，治疗师使用相同的疗法来应对许多来访者，见 Snigders & Bosker, 1999），统计方法上获得的发展（即多层建模）让更精确地评估治疗师效应变成可能。

关于治疗师效应的第一个证据来源产生于临床实验。因为治疗师被忽略了，几乎没有临床实验来检测治疗师效应。不过，已经实施了大量的再分析研究来评估治疗师到底有多重要。20 世纪 90 年代早期，克里缔斯 - 克里斯托夫（Critis-Christoph）和同事们对几个临床实验进行再分析，发现了疗程中约 8% 的结果改变是由治疗师带来的（Critis-Christoph et al., 1991；Critis-Christoph & Mintz, 1991）。而且，8% 看似很小，却大于任何单个因素所产生的影响值；注意，在心理治疗领域，治疗相对于非治疗所产生的影响值是 13%，那么显而易见，8% 这个值则非常大了。

抑郁合作研究项目（Elkin et al., 1989）中的 NIMH 疗法是心理治疗领域曾实施过的最广泛的临床实验，并为治疗师的重要性提供了证据。心理治疗两大武器——认知行为疗法和人际关系疗法，产生了相类似的结果。实际上，治疗效果中 0 的变化率是由疗法

（认知行为疗法相对于人际关系疗法）带来的。当多层模型应用于这些数据时，治疗师效应变得更加明显（Kim，Wampold，& Bolt，2006）——在每个心理治疗中约8%的结果改变是由治疗师带来的。也就是说，就认知行为疗法和人际关系疗法的治疗师而言，尽管依据他们的专业背景进行选择，坚决遵循各自的手册进行训练、指导，他们中的一些人在待处理的数据中所产生的结果总会比其他一些人更好。在这个研究中，治疗师所造成的变化效应值大小类似于克里缔斯 - 克里斯托夫早年所评估的，尽管金姆（Kim）等人的研究结果也不是没有争议（Elkin，Falconnier，Martinovich，& Mahoney，2006；Wampold & Bolet，2007）。对临床实验的额外分析也发现了相当大的治疗师效应（例如，Huppert et al.，2001）。有趣的是，对药物疗法的TDCRP（抗抑郁剂相对于安慰剂药片）进行一个再分析，由处方精神病学家导致的效应更明显（McKay，Imel，& Wampold，2006）；精神病学家每周接待来访者约30分钟。结果显示抗抑郁剂比安慰剂明显更有效，结果中约3%的变化是由它造成的。但是，治疗师的效应值约为9%，大于抗抑郁剂的效应值。实际上，最高效的精神病学家实施安慰剂治疗所得到的结果会比糟糕的精神病学家实施抗抑郁剂治疗所得到的结果更好。由于这种效应产生于对来访者与精神病学家进行限制性接触的情形下，所以这一切显得更加令人惊讶。

可以预期的是，相比临床实验中的治疗师所产生的效应而言，实践中的治疗师所带来的结果会更加多变。因为临床实验中的治疗程序是手册化的，治疗师是严格依据其技能水平而选择出来，接受过相关训练，并受监督和指导。瓦姆波尔德和布朗（2005）对从管理式医疗背景中所获得的大量数据进行评估，发现结果中有 5% 的变化是由治疗师带来的，有些令人惊讶的是这个百分比竟然低于在临床实验中所发现的。不过，在现实情景中，来访者的异质性让解释效应变得更加困难。虽然如此，这个 5% 在临床上非常重要。瓦姆波尔德和布朗（2005）采取以下一种方法对治疗师效应进行说明，即依据第一时间段内治疗师对来访者的治疗效果而对治疗师进行排名，然后在第二时间段内接着考查效果。在第一时间段里处于顶部四分之一位置的治疗师——不超过三例，比处于底部四分之一位置的治疗师的效果好得多。治疗前与治疗后之间的效应值则是顶部四分之一治疗师与底部治疗师之间差异的两倍——也就是说那些在第一时间段里获得更好效果的治疗师在第二时间段里对所有类型的来访者所产生的效果都更好。现实情景中，治疗师的这种多变性在许多其他研究中也有所发现（Lutz, Leon, Martinovich, Lyons, & Stiles, 2007; Okiishi, Lambert, Nielsen, & Ogles, 2003）。

从临床实验以及现实情景研究中能清楚地看到，是治疗师如何实施一个特定疗法，而不是这个特定疗法自身造成了差异。这带来了一个无法避免的问题：高效的治疗师有哪些特征和行为呢？令人沮丧的是，在研究了几十年后，对高效治疗师的特征和行为依然知之甚少，并且对这个领域研究得越来越少使这种缺乏更加恶化（Beutler er al., 2004）。也很少有证据支持这样的结论：人口学信息（年龄、性别、种族），具体治疗方面（求学经历、理论取向、干预疗法的选择），个性（人格、处事风格、幸福感、态度、价值观），或者专业训练（经验、学历）与效果相关。

有一个变量近期获得一些支持，它是形成一个治疗关系的能力。回想起巴尔德温等人（2007）曾发现，有效的治疗师能够与大多数来访者形成更好的同盟关系。实际上，治疗师平均同盟度上的差异完全可以解释治疗师所带来的治疗效果之间的差异。

于是，对于那些总是获得好疗效的治疗师又有了另外的推测。越来越明显的是，社会技能是关键——理解来访者情绪状态的能力，表达和调节其自身情绪表现的能力，创建同盟关系的能力。同时，高效的治疗师可以通过沟通交流向来访者传达不管遇到什么困难都希望来访者能有所进步的意愿。这些治疗师不断适应着来访者的进步，也就是说，他们或者通过正式的结果衡量指标，或者通过与来访者之间的互动，而对来访者的进步实施监控，并相应地调节着治疗（见下节）。米勒（Miller）、邓肯（Duncan）和哈布尔（Hubble，2007）借用关于认知、运动和艺术领域中的各种文献指出，高效的治疗师不断地利用关于他们表现的反馈来进行完善；在对来访者的进步有所了解的情况下进行深思熟虑的实践是关键。

对特定来访者进行私人定制的治疗

前面讨论的另一个共同因素是来访者对疗法与原则的可接受

度。换句话说，干预应该与来访者的文化、态度、价值观以及个性相兼容（Imel & Wampold，2008；Wampold，2001b；Wampold，Imel，et al.，2006）。临床实验中有足够的证据表明，许多来访者往往在治疗结束之前退出（Westen & Morrison，2001），一定程度上是由于他们并未发现疗法的有效之处。治疗过程的最初介入是关键，与来访者是否接受治疗（Elkin，Yamaguchi，& Arnkoff，1999；Iacoviello et al.，2007）以及改变意愿（Connolly Gibbons et al.，2003）有很大的关系。

　　本章早些时候曾指出将疗法与特定心理缺陷进行匹配并未获得支持。但是，越来越多的证据表明，将疗法与个性、应对类型、动机相匹配，确实可以使治疗更彻底，获得的效果更好。博伊特勒（Beutler）、莫莱罗（Moleiro）和塔利比（Talebi）（2002）在综述中指出对抗的来访者在非结构性治疗中会发展得更好，而顺从一些的来访者则在相对更结构化的疗法中发展得更好。同时，博伊特勒（Beutler）、哈伍德（Harwood）、阿利莫汉姆德（Alimohamed）和马利克（Malik）（2002）总结道，外向型人格障碍的来访者在那些关注于技能建构和症状改变的疗法中会获益更多，而自我批评且有回避情绪的来访者则在那些关注人际关系（包括与治疗师之间的关系）且更有洞察力的疗法中获益更多。普罗哈斯卡（Prochaska）和诺克罗斯（Norcross，2002）发现，那些对改变还没有做好准备的来访者在那些关注动机且并不强迫来访者立即做出改变的疗法中会有所获益。

来访者因素

经常讨论的另一个共同因素是来访者自身。它是一个很简单的概念：就是指那些影响治疗效果的来访者自身因素（Bohart & Tallman，1999；Clarkin & Levy，2004；Duncan，Miller，& Sparks，2004；Tallman & Bohart，1999）。我们可以推测，有足够的改变意愿和其他一些必备资源（如充足的社会支持、经济来源、自我力量）的来访者，往往借助有丰富临床经验的治疗师实施的治疗来改变他或她的生活，不管被提供的是什么疗法（Tallman & Bohart，1999）。事实上，很多个体通过使用一些自助式资源（即不是治疗师的帮助）而实现了人生的巨大改变，这些资源或者来自类似于宗教人士（传道士、犹太教拉比、伊斯兰教神学家）这样的非心理学专业人士，或者各种传统的和替代性的治疗实践。依据那些强调来访者因素的观点，治疗师和疗法为那些求助于这个治疗师和使用这种疗法以期获得改变的来访者提供了必要条件。

从研究视角来看，不能被各种系统资源如疗程与治疗师等解释的变量可以被界定为来访者引起的变量。在疗法研究或共同因素的研究中，因为很多变量无法解释，所以有一种说法被证实是合理的，即在心理治疗中来访者是最重要的因素。但是，当在心理治疗中考虑来访者因素时几个问题又产生了。

心理治疗是一种相互作用的努力，很难对这个过程中的各种诱因进行解析。类似于工作同盟这样的共同因素，诞生于相互作用，是由治疗师和来访者共同创造的。想要弄清楚治疗的成功应归功于治疗师还是来访者，是极其困难的（见 Beldwin et al.，2007，曾在研究同盟度时尝试过这么做）。无论什么情况，知道来访者如何利用治疗是必要的，也是有用的。已经显示出来访者的几个特性与心理治疗中更好的治疗效果相关，包括对改变的更充分的准备、更多的心理资源（即更强的自我力量）、较少完美主义的、心理感受性水平更高（Clarkin & Levy，2004）。同时，那些最初病情更严重的来访者通常在治疗结束时也会有更多的痛苦，尽管他们也许取得的进步更大。然而，治疗师并不依据可以预示更好效果的人格特性来选择来访者，因为治疗师想为所有到访的来访者提供帮助，缺乏产生更好治疗效果的来访者特性通常是形成来访者问题根基的因素。很明显，我们需要更多的研究去考察来访者到底是怎样使用治疗的（Bohart & Tallman，1999；Clarkin & Levy，2004；Tallman & Bohart，1999）。

关于共同因素的总结

关于共同因素的综述一定要简明扼要，因为共同因素太多，而概念也各不相同，例如，现存的有移情（Bohart, Elliott, Greenberg, & Watson，2002）、积极关注（Farber & Lane，2002）、预期（Arnkoff, Glass, & Shapiro，2002；R.P. Greenberg, Constantino, & Bruce，2006）以及相容性（M.H. Klein, Kolden, Michels, & Chisholm-Stockard，2002）。这些及其他一些领域中的研究通常都是复杂的，因为研究一个无法进行实验操作的变量是很难的。例如，移情与更好的治疗效果相关（Bohart et al.，2002），但是并没有将来访者的移情与治疗师的移情拆分开来（即分为治疗师对来访者的移情和来访者对治疗师产生的移情两个条件），这有助于理解移情是如何被卷入心理治疗过程的。

尽管共同因素的研究困难重重，但是似乎有比较明显的证据表明，共同因素对于心理治疗的过程与效果非常重要。我们只有相信，否则会出人意料，因为即使是我们学界最科学的观点都承认，与治疗师有较好工作同盟，并且认可咨询目标和任务的来访者比那些没有这些特点的来访者，会有更好的治疗效果。各自所强调的一面分别是：疗法特异性的支持者强调的是某个疗法的具体方面的效应，同时承认共同因素的必然存在，而共同因素模型支持者强调的是共性，同时承认令人信服的、连贯的疗程结构是必要的，并且各种成分也是疗法的强有力的影响者。

总　结

已经确立的研究证据表明心理治疗是有效果的，这点没有太多争议。然而，有些异议的是，在疗法操作中试图辨认出特定的、具体的成分的重要性的努力并没有成功。不过越来越多的证据表明，在心理治疗中工作同盟与治疗师是重要的影响因素。很明显，我们需要更多的研究来认识心理治疗是如何起作用的。一个关键的问题就是明确在现实世界中如何实施心理治疗才更好，既可以提高来访者接受心理治疗的效果，也可以让更多需要心理帮助的人认可心理治疗，包括那些多元文化群体。显而易见的是，依据来访者的反馈而制订的实践方案通常都很有效果。

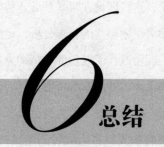

6 总结

CHAPTER SIX

　　本书已经讨论了，理论在心理治疗的过程与结果中所起的作用。宽泛地讲，心理治疗是发生在治疗师和来访者之间，旨在缓解来访者痛苦的一种人际互动。但它不是一种简单的谈话：治疗具有基于治疗师的理论取向的形式和内容。作为一项相对年轻的职业，心理治疗以具有丰富的理论框架而著称。前面已经从某些细节上进行了讨论，这些理论在哲学基础、科学性、治疗程序上都有很大的不同。弗洛伊德创立的精神分析，诞生于欧洲医药学背景，他的学说传到美国后取代了以信仰和精神为根基的谈话治疗。然而，精神分析的霸主地位并没有维持很久，因为行为主义者，专注于学习理论和科学心理学理念，努力尝试赋予心理治疗以科学的合理合法地位。虽然有些人曾努力将行为主义理论和心理动力学理论进行整合，但是很多心理派系对此反感。第二次世界大战后，关注人生意义和现象学理论的人本主义取向，成为第三思潮。之后又兴起了后现代主义治疗取向，它强调的是多元文化主义、社会背景以及强权问题。在每一大类中有很多种理论，并且随时都在发展。还有很多折中的整合理论取向，这更增加了心理治疗理论的多样性。至少可以说，这种理论景观是宏伟的。

　　心理治疗的过程受理论指导——没有理论，就没有心理治疗。理论为治疗师提供了一个路线图。理论是对来访者问题的解释，随后的案例概念化则是以理论为基础的。疗法中的各种行为同样也基于所使用的理论。心理治疗的整个程序，从对来访者障碍的病因解释、治疗计划到每个治疗师的反应，皆来自理论。

既然理论如此重要，也如此众多，那么一个人该如何选择所要使用的理论呢？试图为这个问题寻找答案的那些人中有两种视角。第一种是治疗师视角。每个治疗师需要选择一种他自己觉得舒服、感兴趣的理论。这种感兴趣是知性诉求，最大可能来源于形成这个理论基础的科学哲学。同时，每一种理论的世界观应该要与治疗师的态度和价值观相容。而且，每一种理论要有一套可操作的技能——认知行为疗法涉及建构主义，而人本主义理论则要求"当时当下"——而且治疗师特性与理论之间的匹配也是必要的。最后，所使用的理论必须是有效制订的，换句话说，它是来访者从所实施的治疗中获益的基础。因此，可以这样总结治疗师视角：治疗师应该对理论抱有激情，并且能够有效地实施这个疗法。

第二种是来访者视角，它则有不同的考虑。任何一个人在寻求治疗师时对治疗实践框架中的解释和相应行为都有一个期待。也就是说，关于他们的心理困扰的心理学解释，以及与这种解释相一致的某种心理学干预，来访者会有一个预期。不过，对一个特定来访者而言，不是所有心理学解释都具有相等的可接受性，而来访者的这种接受性非常重要。需要考虑到来访者的世界观和偏好。例如，有些来访者在认知行为疗法的结构中反应良好，且喜欢治疗师扮演的这种老师／顾问角色；有些来访者则期盼治疗包括内省，并且能从与治疗师建立的情感联结中获益，因此，他们在经验性的／人本主义的治疗中会表现得更好。在多元文化心理咨询和治疗中，治疗师会尝试着从文化的角度来看待来访者，并为他们提供一种与文化相关的，或者有文化敏感性的疗法。治疗师必须对来访者关于疗法的接受程度有一个预估，并且要对来访者关于疗法的阻抗相当敏感；如果来访者对某个特定的理论取向无反应，那么治疗师则必须相应地对疗法做调整。当然，娴熟的治疗师所呈现的疗法与理论通常都是令人信服的。不过，为了能适应来访者的态度、价值观、文化背景和偏好等，治疗师应该能胜任一种以上疗法的操作。

　　对于治疗师和来访者而言，围绕疗法的兼容性则存在几个相关问题。除了可接受度这个重要的问题以外，关于来访者问题的解释也应该要适合。来访者在治疗中呈现的关于自己问题的解释通常会引导出一个结论，它们是无法解决的。实际上，来访者也往往只在他们感觉到他们的问题不能够自行解决，并且自己所有的努力都失败了之后才求助心理治疗。例如，一个年老的工程师对他当前的职业现状感到极其痛苦，于是回到学校完成硕士学位。在班上他表现得很糟糕，他的这种"即将来临"的失败则导致了他不得不依然留在当前的位置上，这种头脑中的观念令人十分沮丧。他关于他糟糕表现的解释涉及他的年龄（比其他同学大至少十岁），缺少智慧（"今天的学生都更加聪明"）。很明显，来访者无法改变他的年龄和智商（其实，治疗师也不可以）。一种可替代的、适宜的解释则包括，将他的糟糕表现归因于学习时间不多、混乱无序以及看起来无法自控的私人生活。这个解释自身则会导致更多的希望——用杰罗姆·弗兰克的话说就是重塑或者用奥尔波特·班杜拉的说话就是自我效能感——因为他可以采取行动去解决学习时间和他的私人生活等问题。

心理治疗还包括一种驱动健康的来访者的行为的疗法。这种疗法要想成功，必须要与解释相一致。依据所使用的理论的不同，具体的治疗程序和来访者的行为表现都会不同。对于上面所讲的工程师而言，认知行为疗法则是个可接受的疗法，因为他日常所面对的就是仪器，接触的都是结构，并欣赏老师／顾问这样的角色。他不会想要"精神分析"。治疗师可以使用认知技术来改变来访者关于其糟糕表现的归因，并帮助他执行策略以对他的私人生活进行组织和管理（决断技巧），从而获得更多的学习时间和更好的表现。当然，对外部事务所增加的控制感会让来访者感到愉悦，不管他的学业表现到底如何。

理论的科学性并不是很重要。如本书所讨论的一样，科学性本身就是个有问题的术语，因为各种心理治疗的理论所依据的科学哲学并不相同。在各种理论中关于什么是正确的各不相同，所以这个问题没有解决的可能。文献综述也显示了没有哪个特定的理论或疗法从实证的角度看似比其他的更优越，尽管大家都在齐心协力地为辨识出某种特定疗法在治疗某种特定障碍时总会有更好的结果而努力着。虽然有这些证据，但是治疗师还是应该相信他或她在特定案例中所应用的这个特定理论是有效的，并且这种论点有实证支持。

数十年的临床实验已经显示出心理治疗是相当有效的。一般来说，它比许多公认的医学实践更有效，在治疗许多障碍时与药物的治疗效果相当，并且比药物治疗疗效更持久（即愈后的复发率更低），在疗程增加后相比药物治疗遭受更少的抵抗情绪。80%的普通人接受心理治疗后都要比没有接受心理治疗时更好。那些在现实情景中完成的心理治疗效果与临床实验中完成的心理治疗效果一样。所有这些都再次强调了，心理治疗是相当有效的。

同样，临床实验中大量地比较了拟用于治疗的心理疗法（即基于合理的心理学理论，并被一个认可这种治疗且受过特殊训练的治疗师所实施的疗法），结果显示，所有的疗法的疗效几乎相等。这似乎是真的，不管心理障碍是什么，疗法的性质是什么——没有一种疗法明显地优于其他疗法。在现实世界背景中看上去和临床实验中一样，这也是真的。很明显，那些在临床实验中已经检测过，并发现了疗效且获得了引人注意的区分度，不过如本书所讨论的那样，关键问题是，一种疗法是否被特定治疗师有效地实施。

尝试确立心理治疗中的特殊成分的特异性努力，并未显示出特殊成分必然会增强心理治疗的效果。当将一个目标活性成分从一个治疗程序中移除时，疗效依然存在。例如，在用认知行为疗法治疗抑郁症时将其中的认知成分移除后，疗效并未减弱。而且，看上去特定疗法之所以起作用并非依据其理论假设。例如，认知行为疗法并不是通过其所标榜的改变来访者的认知方式起作用的。这并不是说某种疗法的治疗程序是没有用的。有研究显示，与提供给来访者的解释相一致的、令人信服的、连贯的治疗程序绝对是必要的。

　　如果特定的治疗程序对于结果不重要，那么心理治疗中什么在起作用呢？有证据表明，所有疗法的共同因素是有治愈性的，特别是工作同盟和治疗师。工作同盟由治疗师与来访者之间的约定，包括对治疗目标的认可，以及对治疗中所设置的任务的认可。本质上，工作同盟代表的是一种合作关系，这种关系的根基是来访者对治疗师和相应的疗法所提供的解释的接受程度。关于工作同盟的研究已经显示出，早期确立的工作同盟与最后的治疗效果相关。而且，这种相关在各种疗法中都能发现，包括认知行为疗法、行为主义疗法、人本主义和心理动力学疗法。实际上，在治疗精神障碍时，同盟度甚至与行为医学治疗的治疗效果相关。这类研究表明具体的治疗方法不比与来访者建立合作关系更重要。要记住，同盟度不仅仅是一种与某个共情的治疗师之间的关系——它还包括对治疗目标和任务的认可，这种认可度取决于来访者对解释和疗法的接受度。

　　本书全篇都在描述治疗师如何操作一种特定疗法的重要性。治疗师实施疗法的技能比疗法自身更重要，这也表明治疗师可以导致结果中的一些变化。实际上，在临床实验中已经发现，来访者有显著改善的效果是由治疗师带来的，也就是说，在实施同样的治疗方法（例如认知行为疗法）时，一些治疗师总能比其他治疗师带来更好的效果。而且，由治疗师带来的改善远远大于由特定疗法带来的改善。这是令人惊讶的，因为在临床实验中，治疗师都是依据其技能水平被选择出来，并接受训练，指导与监督以确保对治疗手册的遵守。在现实情景中的临床实验和研究表明治疗师对治疗产生的效果起着关键作用。

　　治疗师效应的发现则引发了关于高效的治疗师所具有的特征与行为的思考。十分有趣的是，关于这个关键问题，我们知道的并不是很多。然而，可以看出，那些获得更好治疗效果的治疗师与来访者形成工作同盟的能力更强。记住有一点很重要，即不管采用哪种疗法，工作同盟的形成包括了在心理治疗任务和目标方面与来访者达成一致，这有助于与来访者建立合作关系。

　　很明显，心理治疗领域中还有许多未解决的问题，这也导致了心理治疗科学家与实践者之间的一些争论。即便如此，普遍都认同采取成本收益率的方式完善精神卫生服务是绝对必要的。发展新的理论取向、辨认治疗活性成分，了解心理治疗是如何起作用的，都是为了提高治疗效果。如在第5章讨论过的那样，一个有趣的有效策略是向治疗师反馈来访者的进步情况。不管采取哪种理论取向，这样的反馈看上去都能使结果更好，特别是当来访者有恶化倾向时。来访者的有益反馈可以帮助受训者发展成高效的治疗师。

　　人们普遍认同治疗师需要对心理治疗理论有彻底的理解，并且能够使用这种理解让来访者获益。心理治疗受训者必须了解领域中的许多问题，同时关注各种取向，包括背景知识和实践操作。成为一个高效的治疗师是一个人的毕生追求，要不断地进行有意识的练习。目标并不是要选择一个"正确的"理论，而是要学习有效地使用一个特定理论或者可能的多种理论。时间最好花在学习如何做一名心理治疗师，而不是争论各种理论的优缺点上。

    本丛书呈现了丰富多样的理论。读者可能会对一些理解产生共鸣，而对其他一些则不那么感兴趣。保持开放的心态，去欣赏理论的多样性——它们都各自提供了重要的一面。

参考文献

Acarturk, C., Cuijpers, P., van Straten, A., & de Graaf, R. (2009). Psychological treatment of social anxiety disorder: A meta-analysis. *Psychological Medicine, 39,* 241-254.

Addis, M. E., Hatgis, C., Krasnow, A. D., Jacob, K., Bourne, L., & Mansfield, A. (2004). Effectiveness of cognitive-behavioral treatment for panic disorder versus treatment as usual in a managed care setting. *Journal of Consulting and Clinical Psychology, 72,* 625-635.

Ahn, H., & Wampold, B. E. (2001). A meta-analysis of component studies: Where is the evidence for the specificity of psychotherapy? *Journal of Counseling Psychology, 48,* 251-257.

American Psychiatric Association. (2000). *Diagnostic and statistical manual of mental disorders* (4th ed., text rev.). Washington, DC: Author.

American Psychological Association. (2003). Guidelines on

multicultural education, training, research, practice, and organizational change for psychologists. *American Psychologist, 58,* 377-402.

American Psychological Association Presidential Task Force on Evidence-Based Practice. (2006). Evidence-based practice in psychology. *American Psychologist, 61,* 271-285.

Anderson, T., Lunnen, K. M., & Ogles, B. M. (2010). Putting models and techniques in context. In S. D. Miller, B. L. Duncan, M. A. Hubble, & B. E. Wampold (Eds.), *The heart and soul of change: What works in therapy* (2nd ed., pp. 143-167). Washington, DC: American Psychological Association.

Andrews, G., & Harvey, R. (1981). Does psychotherapy benefit neurotic patients? A reanalysis of the Smith, Glass, & Miller data. *Archives of General Psychiatry, 38,* 1203-1208.

Angus, L. E., & McCloud, J. (2007). *Handbook of narrative psychotherapy: Practice, theory, and research.* Thousand Oaks, CA: Sage.

Anholt, G. E., Kempe, P., de Haan, E., van Oppen, P., Gath, D. C., Smit, J. H., et al. (2008). Cognitive versus behavior therapy: Processes of change in the treatment of obsessive-compulsive disorder. *Psychotherapy and Psychosomatics, 77,* 38-42.

Arkowitz, H. (1992). Integrative theories of therapy. In D. K. Freedheim

(Ed.), *History of psychotherapy: A century of change* (pp. 261-303). Washington, DC: American Psychological Association.

Arnkoff, D. B., & Glass, C. R. (1992). Cognitive therapy and psychotherapy. In D. K. Freedheim (Ed.), *History of psychotherapy: A century of change* (pp. 657-694). Washington, DC: American Psychological Association.

Arnkoff, D. B., Glass, C. R., & Shapiro, S. J. (2002). Expectations and preferences. In J. C. Norcross (Ed.), *Psychotherapy relationships that work: Therapist contributions and responsiveness to patients* (pp. 335-356). New York: Oxford University Press.

Atkinson, D. R., Bui, U., & Mori, M. (2001). Multiculturally sensitive empirically supported treatments—An oxymoron? In J. G. Ponterotto, J. M. Casas, L. A. Suzuki, & C. M. Alexander (Eds.), *Handbook of multicultural counseling* (2nd ed., pp. 542-574). Thousand Oaks, CA: Sage.

Atkinson, D. R., Worthington, R. L., & Dana, D. M. (1991). Etiology beliefs, preferences for counseling orientations, and counseling effectiveness. *Journal of Counseling Psychology, 38,* 258-264.

Baldwin, S. A., Berkeljon, A., Atkins, D. C., Olsen, J. A., & Nielsen, S. L. (2009). Rates of change in naturalistic psychotherapy: Contrasting dose-effect and goodenough level models of change. *Journal of Consulting and Clinical Psychology, 77,* 203-211.

Baldwin, S. A., Wampold, B. E., & Imel, Z. E. (2007). Untangling the allianceoutcome correlation: Exploring the relative importance of therapist and patient variability in the alliance. *Journal of Consulting and Clinical Psychology, 75,* 842-852.

Barlow, D. H. (2004). Psychological treatments. *American Psychologist, 59,*869-878.

Barlow, D. H., Craske, M. G., Cerny, J. A., & Klosko, J. S. (1989). Behavioral treatment of panic disorder. *Behavior Therapy, 20,* 261-282.

Barlow, D. H., Gorman, J. M., Shear, M. K., & Woods, S. W. (2000). Cognitive-behavioral therapy, imipramine, or their combination for panic disorder: A randomized controlled trial. *JAMA, 283,* 2529-2536.

Baskin, T. W., Tierney, S. C., Minami, T., & Wampold, B. E. (2003). Establishing specificity in psychotherapy: A meta-analysis of structural equivalence of placebo controls. *Journal of Consulting and Clinical Psychology, 71,* 973-979.

Benish, S., Imel, Z. E., & Wampoki, B. E. (2008). The relative efficacy of bona fide psychothcapics of post-traumatic stress disorder: A meta-analysis of direct comparisons. *Clinical Psychology Review, 28,* 746-758.

Bergin, A. E. (1971). The evaluation of therapeutic outcomes. In A. E. Bergin & S. L. Garfield (Eds.), *Handbook of psychotherapy and behavior change* (pp. 217-270). New York: Wiley.

Berman, J. S., Miller, C., & Massman, P. J. (1985). Cognitive therapy versus systematic desensitization: Is one treatment superior? *Psychological Bulletin, 97,*451-461.

Beutler, L. E., & Clarkin, J. (1990). *Differential treatment selection: Toward targeted therapeutic interventions.* New York: Brunner/ Mazel.

Beutler, L. E., Harwood, T. M., Alimohamed, S., & Malik, M. (2002). Functional impairment and coping style. In J. C. Norcross (Ed.), *Psychotherapy relationships that work: Therapist contributions and responsiveness to patients* (pp. 145-170). New York, NY: Oxford University.

Beutler, L. E., Malik, M., Alimohamed, S., Harwood, T. M., Talebi, H., Noble, S., et al. (2004). Therapist variables. In M. J. Lambert (Ed.), *Bergin and Garfield's handbook of psychotherapy and behavior change* (5th ed., pp. 227-306). New York, NY: Wiley.

Beutler, L. E., Moleiro, C. M., & Talebi, H. (2002). Resistance. In J. C. Norcross (Ed.), *Psychotherapy relationships that work: Therapist contributions and responsiveness to patients* (pp. 129-143). New York, NY: Oxford University.

Bike, D. H., Norcross, J. C., & Schatz, D. M. (2009). Processes and outcomes of psychotherapists' personal therapy: Replication and extension 20 years later. *Psychotherapy: Theory, Research, Practice, Training, 46,* 19-31.

Blatt, S. J., Zuroff, D. C., Quinlan, D. M., & Pilkonis, P. A. (1996). Interpersonal factors in brief treatment of depression: Further analysis of the National Institute of Mental Health treatment of depression collaborative research program. *Journal of Consulting and Clinical Psychology, 64,* 162-171.

Bohart, A. C., Elliott, R., Greenberg, L. S., & Watson, J. C. (2002). Empathy. In J. C. Norcross (Ed.), *Psychotherapy relationships that work: Therapist contributions and responsiveness to patients* (pp. 89-87). New York, NY: Oxford University.

Bohart, A. C., & Tallman, K. (1999). *How clients make therapy work: The process of active self-healing.* Washington, DC: American Psychological Association.

Borkovec, T. D. (1990). Control groups and comparison groups in psychotherapy outcome research. *National Institute on Drug Abuse Research Monograph, 104,* 50-65.

Borkovec, T. D., & Costello, E. (1993). Efficacy of applied relaxation and cognitive-behavioral therapy in the treatment of generalized anxiety disorder. *Journal of Consulting and Clinical Psychology, 61,* 611-619.

Boyer, P. (2001). *Religion explained.* New York, NY: Basic Books.

Brom, D., Kleber, R. J., & Defares, P. B. (1989). Brief psychotherapy for post-traumatic stress disorders. *Journal of Consulting and Clinical Psychology, 57,* 607-612.

Brown, L. S. (2006). Still subversive after all these years: The relevance of feminist therapy in the age of evidence-based practice. *Psychology of Women Quarterly, 30,* 15-24.

Caplan, E. (1998). *Mind games: American culture and the birth of psychotherapy.* Berkeley: University of California Press.

Carroll, K. M., Nich, C., & Rounsaville, B. J. (1997). Contribution of the therapeutic alliance to outcome in active versus control psychotherapies. *Journal of Consulting and Clinical Psychology, 65,* 510-514.

Castonguay, L. G. (1993). "Common factors" and "nonspecific variables": Clarification of the two concepts and recommendations for research. *Journal of Psychotherapy Integration, 3,* 267-286.

Chambless, D. L., Baker, M. J., Baucom, D. H., Beutler, L. E., Calhoun, K. S., Daiuto, A., et al. (1998). Update on empirically validated therapies, Ⅱ. *Clinical Psychologist, 51,* 3-16.

Clarkin, J. F., & Levy, K. N. (2004). The influence of client variables on psychotherapy. In M. J. Lambert (Ed.), *Bergin and Garfield's handbook of psychotherapy and behavior change* (5th ed., pp. 195-226). New York, NY: Wiley.

Clarkin, J. F., Levy, K. N., Lenzenweger, M. F., & Kernberg, O. F. (2007). Evaluating three treatments for borderline personality disorder: A multiwave study. *American Journal of Psychiatry, 164,* 922-928.

Cohen, J. (1988). *Statistical power analysis for the behavioral sciences* (2nd ed.). Hillsdale, NJ: Erlbaum.

Coleman, H. L. K., & Wampold, B. E. (2003). Challenges to the development of culturally relevant empirically supported treatment. In D. B. Pope-Davis, H. L. K. Coleman, W. Liu, & R. Toperek (Eds.), *Handbook of multicultural competencies* (pp. 227-246). Thousand Oaks, CA: Sage.

Comas-Diaz, L. (2000). An ethnopolitical approach to working with people of color. *American Psychologist, 55,* 1319-1325.

Connolly Gibbons, M. B., Crits-Christoph, P., de la Cruz, C., Barber, J. P., Siqueland, L., & Gladis, M. (2003). Pretreatment expectations, interpersonal functioning, and symptoms in the prediction of the therapeutic alliance across supportive-expressive psychotherapy and cognitive therapy. *Psychotherapy Research, 13,* 59-76.

Cottraux, J., Note, L, Yao, S. N., Lafont, S., Note, B., Mollard, E., et al. (2001). A randomized controlled trial of cognitive therapy versus intensive behavior therapy in obsessive compulsive disorder. *Psychotherapy and Psychosomatics, 70,* 288-297.

Critelli, J. W., & Neumann, K. F. (1984). The placebo: Conceptual analysis of a construct in transition. *American Psychologist, 39,* 32-39.

Crits-Christoph, P. (1997). Limitations of the dodo bird verdict and the role of clinical trials in psychotherapy research: Comment on Wampold et al. (1997). *Psychological Bulletin, 122,* 216-220.

Crits-Christoph, P., Baranackie, K., Kurcias, J. S., Carroll, K., Luborsky, L., McLellan, T., et al. (1991). Meta-analysis of therapist effects in psychotherapy outcome studies. *Psychotherapy Research, 1,* 81-91.

Crits-Christoph, P., Connolly Gibbons, M. B., Crits-Christoph, K., Narducci, J., Schamberger, M., & Gallop, R. (2006). Can therapists be trained to improve their alliances? A preliminary study of alliance-fostering psychotherapy. *Psychotherapy Research, 16,* 268-281.

Crits-Christoph, P., Gibbons, M. B., & Hearon, B. (2006). Does the alliance cause good outcome? Recommendations for future research on the alliance. *Psychotherapy: Theory, Research, Practice, Training, 43,* 280-285.

Crits-Christoph, P., & Mintz, J. (1991). Implications of therapist effects for the design and analysis of comparative studies of psychotherapies. *Journal of Consulting and Clinical Psychology, 59,* 20-26.

Cuijpers, P., van Straten, A., Andersson, G., & van Oppen, P. (2008). Psychotherapy for depression in adults: A meta-analysis of comparative outcome studies. *Journal of Consulting and Clinical*

Psychology, 76, 909-922.

Cushman, P. (1992). Psychotherapy to 1992: A history situated interpretation. In D. K. Freedheim (Ed.), *History of psychotherapy: A century of change* (pp. 21-64). Washington, DC: American Psychological Association.

Dance, K. A., & Neufeld, R. W. J. (1988). Aptitude-treatment interaction research in the clinic setting: A review of attempts to dispel the "patient uniformity" myth. *Psychological Bulletin, 104,*192-213.

Danziger, K. (1990). *Constructing the subject: Historical origins of psychological research.* Cambridge, England: Cambridge University Press.

Davidson, P. R., & Parker, K. C. H. (2001). Eye movement desensitization and reprocessing (EMDR): A meta-analysis. *Journal of Consulting and Clinical Psychology, 69,* 305-316.

Dawes, R. M. (1994). *House of cards: Psychology and psychotherapy built on myth.* New York, NY: Free Press.

De Los Reyes, A., & Kazdin, A. E. (2008). When the evidence says, "yes, no, and maybe so": Attending to and interpreting inconsistent findings among evidencebased interventions. *Current Directions in Psychological Science, 17,* 47-51.

DeRubeis, R. J., Brotman, M. A., & Gibbons, C, J. (2005). A conceptual and methodological analysis of the nonspecifics argument. *Cliniical*

Psychology: Science and Practice, 12, 174-183.

de Waal, F. (2006). *Primates and philosophers: How morality evolved.* Princeton, NJ: Princeton University Press.

Dimidjian, S., Hollon, S. D., Dobson, K. S., Schmaling, K. B., Kohlenberg, R. J., Addis, M. E., et al. (2006). Randomized trial of behavioral activation, cognitive therapy, and antidepressant medication in the acute treatment of adults with major depression. *Journal of Consulting and Clinical Psychology, 74,* 658-670.

Dollard, J., & Miller, N. E. (1950). *Personality and psychotherapy: An analysis in terms of learning, thinking, and culture.* New York, NY: McGraw Hill.

Druss, B. G., Wang, P. S., Sampson, N. A., Olfson, M., Pincus, H. A., Wells, K. B., et al. (2007). Understanding mental health treatment in persons without mental diagnoses: Results from the National Comorbidity Survey Replication. *Archives of General Psychiatry, 64,* 1196-1203.

Duncan, B. L., Miller, S. D., & Sparks, J. A. (2004). *The heroic client: A revolutionary way to improve effectiveness through client-directed, outcome-informed therapy* (rev. ed.). San Francisco, GA: Jossey-Bass.

Eagle, M. N., & Wolitzky, D. L. (1992). Psychoanalytic theories of psychotherapy. In D. K. Freedheim (Ed.), *History of psychotherapy:*

A century of change (pp. 109-158). Washington, DC: American Psychological Association.

Elkin, I. (1999). A major dilemma in psychotherapy outcome research: Disentangling therapists from therapies. *Clinical Psychology: Science and Practice, 6,*10-32.

Elkin, I., Falconnier, L., Martinovich, Z., & Mahoney, C. (2006). Therapist effects in the NIMH Treatment of Depression Collaborative Research Program. *Psychotherapy Research, 16,*144-160.

Elkin, I., Gibbons, R. D., Shea, M. T., Sotsky, S. M., Watkins, J. T., Pilkonis, P. A., et al. (1995). Initial severity and differential treatment outcome in the National Institute of Mental Health Treatment of Depression Collaborative Research Program. *Journal of Consulting and Clinical Psychology, 63,* 841-847.

Elkin, I., Parloff, M. B., Hadley, S. W., & Autry, J. H. (1985). NIMH Treatment of Depression Collaborative Research Program: Background and research plan. *Archives of General Psychiatry, 42,* 305-316.

Elkin, I., Shea, T., Watkins, J. T., Imber, S. D., Sotsky, S. M., Collins, J. F., et al. (1989). National Institute of Mental Health Treatment of Depression Collaborative Research Program: General effectiveness of treatments. *Archives of General Psychiatry, 46,* 971-982.

Elkin, I., Yamaguchi, J. L., & Arnkoff, D. B. (1999). "Patient-treatment fit" and early engagement in therapy. *Psychotherapy Research, 9,* 437-451.

Elliott, R., & Greenberg, L.S. (2007). The essence of process-experiential/emotion-focused therapy. *American Journal of Psychotherapy, 61,* 241-254.

Elliott, R., Greenberg, L. S., & Lietaer, G. (2004). Research on experiential psychotherapies. In M. J. Lambert (Ed.), *Bergin and Garfield's handbook of psychotherapy and behavior change* (5th ed., pp. 493-539). New York, NY: Wiley.

Emmelkamp, P. M., Visser, S., & Hoekstra, R. J. (1988). Cognitive therapy vs exposure in vivo in the treatment of obsessive-compulsives. *Cognitive Therapy and Research, 12,* 103-114.

Engel, J. (2008). *American therapy: The rise of psychotherapy in the United States.* New York, NY: Gotham Books.

Evans, K. M., Kincade, E. A., Marbley, A. F., & Seem, S. R. (2005). Feminism and feminist therapy: Lessons from the past and hopes for the future. *Journal of Counseling and Development, 83,* 269-277.

Eysenck, H. J. (1952). The effects of psychotherapy: An evaluation. *Journal of Consulting Psychology, 16,* 319-324.

Eysenck, H. J. (1961). The effects of psychotherapy. In H. J. Eysenck (Ed.), *Handbook of abnormal psychology* (pp. 697-725). New York, NY: Basic Books.

Eysenck, H. J. (1966). *The effects of psychotherapy*. New York, NY: International Science Press.

Eysenck, H. J. (1978). An exercise in meta-silliness. *American Psychologist, 33,* 517.

Eysenck, H. J. (1984). Meta-analysis: An abuse of research integration. *Journal of Special Education, 18,* 41-59.

Fancher, R. T. (1995). *Cultures of healing: Correcting the image of American mental health care*. New York, NY: W. H. Freeman.

Farber, B. A., & Lane, J. S. (2002). Positive regard. In J. C. Norcross (Ed.), *Psychotherapy relationships that work: Therapist contributions and responsiveness to patients* (pp. 175-194). New York, NY: Oxford University.

Fishman, D. B., & Franks, C. M. (1992). Evolution and differentiation within behavior therapy: A theoretical and epistemological review. In D. K. Freedheim (Ed.), *History of psychotherapy: A century of change* (pp. 159-196). Washington, DC: American Psychological Association.

Foa, E. B., Hembree, E. A., Cahill, S. P., Rauch, S. A. M., Riggs, D. S., Feeny, N. C., et al. (2005). Randomized trial of prolonged exposure for posttraumatic stress disorder with and without cognitive restructuring: Outcome at academic and community clinics. *Journal of Consulting and Clinical Psychology, 73,* 953-964.

Foa, E. B., Rothbaum, B. O., Riggs, D. S., & Murdock, T. B. (1991). Treatment of post-traumatic stress disorder in rape victims: A comparison between cognitive-behavioral procedures and counseling. *Journal of Consulting and Clinical Psychology, 59,* 715-723.

Follette W. C., & Houts, A. C. (1996). Models of scientific progress and the role of theory in taxonomy development: A case study of the *DSM. Journal of Consulting and Clinical Psychology, 64,* 1120-1132.

Frank, J. D. (1961). *Persuasion and healing: A comparative study of psychotherapy.* Baltimore, MD: Johns Hopkins University Press.

Frank, J. D., & Frank, J. B. (1991). *Persuasion and healing: A comparative study of psychotherapy* (3rd ed.). Baltimore, MD: Johns Hopkins University Press.

Garfield, S. L. (1992). Eclectic pyschotherapy: A common factors approach. In J. C. Norcross & M. R. Goldfried (Eds.), *Handbook of psychotherapy integration* (pp. 169-201). New York, NY: Basic Books.

Garfield, S. L. (1996). Some problems associated with "validated" forms of psychotherapy. *Clinical Psychology: Science and Practice, 3,* 218-229.

Gehan, E., & Lemak, N. A. (1994). *Statistics in medical research: Developments in clinical trials.* New York, NY: Plenum Medical Book.

Gielen, U. P., Draguns, J. G., & Fish, J. M. (Eds.). (2008). *Principles of multicultural counseling and psychotherapy.* New York, NY: Routledge.

Gielen, U. P., Fish, J. M., & Draguns, J. G. (Eds.). (2004). *Handbook of culture, therapy, and healing.* Mahwah, NJ: Erlbaum.

Glass, G. V. (1976). Primary, secondary, and meta-analysis of research. *Educational Researcher, 5,* 3-8.

Gleick, J. (2003). *Isaac Newton.* New York, NY: Pantheon Books.

Glbaguen, V., Cottraux, J., Cucherat, M., & Blackburn, I. (1998). A meta-analysis of the effects of cognitive therapy in depressed patients. *Journal of Affective Disorders, 49,* 59-72.

Goates-Jones, M., & Hill, C. E. (2008). Treatment preference, treatment-preference match, and psychotherapist credibility: Influence on session outcome and preference shift. *Psychotherapy: Theory, Research, Practice, Training, 45,* 61-74.

Goldfried, M. R. (1980). Toward the delineation of therapeutic change principles. *American Psychologist, 35,* 991-999.

Gould, S. J. (1989). The chain of reason vs. the chain of thumbs. *Natural History, 7,* 12-21.

Greenberg, L. S., Elliott, R., & Lietaer, G. (1994). Research on experiential psychotherapies. In A. E. Bergin & S. L. Garfield (Eds.), *Handbook of psychotherapy and behavior change* (4th ed., pp. 509-

539). New York, NY: Wiley.

Greenberg, R. P., Constantino, M. J., & Bruce, N. (2006). Are patient expectations still relevant for psychotherapy process and outcome? *Clinical Psychology Review, 26,* 657-678.

Grencavage, L. M., & Norcross, J. C. (1990). Where are the commonalities among the therapeutic common factors? *Professional Psychology: Research and Practice, 21,* 372-378.

(Grünbaum, A. (1981). The placebo concept. *Behaviour Research and Therapy, 19,* 157-167.

Hacking, I. (1983). *Representing and interviewing: Introductory topics in the natural philosophy of science.* Cambridge, England: Cambridge University Press.

Hacking, I. (1999). *The social construction of what?* Cambridge, MA: Harvard University Press.

Hall, G. N. (2001). Psychotherapy research with ethnic minorities: Empirical, ethical, and conceptual issues. *Journal of Consulting and Clinical Psychology, 69,* 502-510.

Hansen, N. B., Lambert, M. J., & Forman, E. V. (2002). The psychotherapy dose-response effect and its implications for treatment delivery services. *Clinical Psychology: Science and Practice, 9,* 329-343.

Harmon, C., Lambert, M. J., Smart, D. W., Hawkins, E. J., Nielsen, S. L.,

Slade, K., et al. (2007). Enhancing outcome for potential treatment failures: Therapist/ client feedback and the clinical support tools. *Psychotherapy Research, 17,* 379-392.

Harrington, A. (2008). *The cure within: Ahistory ofmind-body medicine.* New York, NY: Norton.

Harris Interactive. (2004). *Therapy in America 2004.* Rochester, NY: Author.

Hatcher, R. L., & Barends, A. W. (2006). How a return to theory could help alliance research. *Psychotherapy: Theory, Research, Practice, Training, 43,* 292-299.

Henry, W. P. (1998). Science, politics, and the politics of science: The use and misuse of empirically validated treatments. *Psychotherapy Research, 8,* 126-140.

Henry, W. P., Schacht, T. E., Strupp, H. H., Butler, S. F., & Binder, J. (1993). Effects of training in time-limited dynamic psychotherapy: Mediators of therapists' responses to training. *Journal of Consulting and Clinical Psychology, 61,*441-447.

Henry, W. P., Strupp, H. H., Butler, S. F., Schacht, T. E., & Binder, J. (1993). Effects of training in time-limited psychotherapy: Changes in therapist behavior. *Journal of Consulting and Clinical Psychology, 61,* 434-440.

Herbert, J. D., Lilienfeld, S. O., Lohr, J. M., Montgomery, R. W.,

O'Donohue, W. T., Rosen, G. M., et al. (2000). Science and pseudoscience in the development of eye movement desensitization and reprocessing: Implications for clinical psychology. *Clinical Psychology Review, 20,* 945-971.

Hilsenroth, M. J., Ackerman, S. J., Clemence, A. J., Strassle, C. G., & Handler, L. (2002). Effects of structured clinician training on patient and therapist perspectives of alliance in psychotherapy. *Psychotherapy: Theory, Research, Practice, Training, 39,* 309-323.

Hollon, S. D., Stewart, M. O., & Strunk, D. (2006). Enduring effects for cognitive behavior therapy in the treatment of depression and anxiety. *Annual Review of Psychology, 57,* 285-315.

Horvath, A. O., & Bedi, R. P. (2002). The alliance. In J. CNorcross (Ed.), *Psychotherapy relationships that work: Therapist contributions and responsiveness to patients* (pp. 37-70). New York, NY: Oxford University.

Horvath, A. O., & Luborsky, L. (1993). The role of the therapeutic alliance in psychotherapy. *Journal of Consulting and Clinical Psychology, 61,* 561-573.

Horvath, A. O., & Symonds, B. D. (1991). Relation between working alliance and outcome in psychotherapy: A meta-analysis. *Journal of Counseling Psychology, 38,* 139-149.

Hubble, M. A., Duncan, B. L., & Miller, S. D. (Eds.). (1999a). *The heart and soul of change: What works in therapy.* Washington, DC: American Psychological Association.

Hubble, M. A., Duncan, B. L., & Miller, S. D. (1999b). Introduction. In M. A. Hubble, B. L. Duncan, & S. D. Miller (Eds.), *The heart and soul of change: What works in therapy* (pp. 1-19). Washington, DC: American Psychological Association.

Huppert, J. D., Bufka, L. F., Barlow, D. H., Gorman, J. M., Shear, M. K., & Woods, S. W. (2001). Therapists, therapist variables, and cognitive behavioral therapy outcomes in a multicenter trial for panic disorder. *Journal of Consulting and Clinical Psychology, 69, 747-755.*

Iacoviello, B. M., McCarthy, K. S., Barrett, M. S., Rynn, M., Gallop, R., & Barber, J. P. (2007). Treatment preferences affect the therapeutic alliance: Implications for randomized controlled trials. *Journal of Consulting and Clinical Psychology, 75,* 194-198.

Imber, S. D., Pilkonis, P. A., Sotsky, S. M., Elkin, I., Watkins, J. T., Collins, J. F., et al. (1990). Mode-specific effects among three treatments for depression. *Journal of Consulting and Clinical Psychology, 58,* 352-359.

Imel, Z. E., Malterer, M. B., McKay, K. M., & Wampold, B. E. (2008). A meta-analysis of psychotherapy and medication in depression and dysthmia. *Journal of Affective Disorders, 110,* 197-206.

Imel, Z. E., & Wampold, B. E. (2008). The common factors of

psychotherapy. In S. D. Brown & R. W. Lent (Eds.), *Handbook of counseling psychology* (4th ed., pp. 249-266). New York, NY: Wiley.

Imel, Z. E., Wampold, B. E., Miller, S. D., & Fleming, R. R. (2008). Distinctions without a difference: Direct comparisons of psychotherapies for alcohol use disorders. *Journal of Addictive Behaviors, 22,* 533-543.

Jacobson, N. S., Dobson, K. S., Truax, P. A., Addis, M. E., Koerner, K., Gollan, J. K., et al. (1996). A component analysis of cognitive-behavioral treatment for depression. *Journal of Consulting and Clinical Psychology, 64,* 295-304.

Jones, S. (2008). *The quantum ten: A story of passion, tragedy, ambition, and science.* Oxford, England: Oxford University Press.

Kazdin, A. E. (2000). *Psychotherapy for children and adolescents: Directions for research and practice.* New York, NY: Oxford University Press.

Kemberg, O. F., Yeomans, F. E., Clarkin, J. F., & Levy, K. N. (2008). Transference focused psychotherapy: Overview and update. *International Journal of Psychoanalysis, 89,* 601-620.

Kiesler, D. J. (1994). Standardization of intervention: The tie that binds psychotherapy research and practice. In P. F. Talley, H. H. Strupp & S. F. Butler (Eds.), *Psychotherapy research and practice: Bridging the gap* (pp. 143-153). New York, NY: Basic Books.

Kim, D. M., Wampold, B. E., & Bolt, D. M. (2006). Therapist effects in psychotherapy: A random effects modeling of the NIMH TDCRP data. *Psychotherapy Research, 16,* 161-172.

Klein, D. N., Schwartz, J. E., Santiago, N. J., Vivian, D., Vocisano, C., Castonguay, L. G., et al. (2003). Therapeutic alliance in depression treatment: Controlling for prior change and patient characteristics. *Journal of Consulting and Clinical Psychology, 71,* 997-1006.

Klein, M. H., Kolden, G. G., Michels, J. L., & Chisholm-Stockard, S. (2002). Congruence. In J. C. Norcross (Ed.), *Psychotherapy relationships that work: Therapist contributions and responsiveness to patients* (pp. 195-215). New York, NY: Oxford University.

Klerman, G. L., Weissman, M. M., Rounsaville, B. J., & Chevron, E. S. (1984). *Interpersonal psychotherapy of depression.* New York, NY: Basic Books.

Krupnick, J. L., Elkin, I., Collins, J., Simmens, S., Sotsky, S. M., Pilakonis, P. A., et al. (1994). Therapeutic alliance and clinical outcome in the NIMH Treatment of Depression Collaborative Research Program: Preliminary findings. *Psychotherapy, 3,* 28-35.

Lambert, M. J. (1992). Implications for outcome research for psychotherapy integration. In J. C. Norcross & S. L. Garfield (Eds.), *Handbook of psychotherapy integration* (pp. 94-129). New York, NY: Wiley.

Lambert, M. J., & Bergin, A. E. (1994). The effectiveness of psychotherapy. In A. E. Bergin & S. L. Garfield (Eds.), *Handbook of psychotherapy and behavior change* (4th ed., pp. 143-189). New York, NY: Wiley.

Lambert, M. J., Hansen, N. B., & Finch, A. E. (2001). Patient-focused research: Using patient outcome data to enhance treatment effects. *Journal of Consulting and Clinical Psychology, 69,* 159-172.

Lambert, M. J., Harmon, C., Slade, K., Whipple, J. L., & Hawkins, E. J. (2005). Providing feedback to psychotherapists on their patients' progress: Clinical results and practice suggestions. *Journal of Clinical Psychology, 61,* 165-174.

Lambert, M. J., & Ogles, B. M. (2004). The efficacy and effectiveness of psychotherapy. In M. J. Lambert (Ed.), *Handbook of psychotherapy and behavior change* (5th ed.). New York, NY: Wiley.

Lambert, M. J., Whipple, J. L., Vermeersch, D. A., Smart, D. W., Hawkins, E. J., Nielsen, S. L., et al. (2002). Enhancing psychotherapy outcomes via providing feedback on client progress: A replication. *Clinical Psychology and Psychotherapy, 9,* 91-103.

Landman, J. T., & Dawes, R. M. (1982). Psychotherapy outcome: Smith and Glass' conclusions stand up under scrutiny. *American Psychologist, 37,* 504-516.

Langman, P. F. (1997). White culture, Jewish culture, and the origins of psychotherapy. *Psychotherapy, 34,* 207-218.

Langreth, R. (2007, April 9). Patient, fix thyself. *Forbes,* pp. 80-86.

Latour, B. (1999). *Pandora's hope: Essays on the reality of science studies.* Cambridge, MA: Harvard University Press.

Lazarus, A. A. (1981). *The practice of multimodal therapy.* New York, NY: McGraw- Hill.

Leichsenring, F., & Leibing, E. (2003). The effectiveness of psycho-dynamic therapy and cognitive behavior therapy in the treatment of personality disorders: A meta-analysis. *American Journal of Psychiatry, 160,* 1223-1231.

Leykin, Y., Amsterdam, J. D., DeRubeis, R. J., Gallop, R., Shelton, R. C., & Hollon, S. D. (2007). Progressive resistance to a selective serotonin reuptake inhibitor but not to cognitive therapy in the treatment of major depression. *Journal of Consulting and Clinical Psychology, 75,* 267-276.

Linehan, M. M. (1993). *Cognitive-behavioral treatment of borderline personality disorder.* New York, NY: Guilford Press.

Linehan, M. M., Comtois, K. A., Murray, A., Brown, M., Gallop, R. J., Heard, H. L., et al. (2006). Two-year randomized controlled trial and follow-up of dialectical behavior therapy vs therapy by experts for suicidal behaviors and borderline personality disorder. *Archives of General Psychiatry, 63,* 757-766.

Luborsky, L., Diguer, L., Seligman, D. A., Rosenthal, R., Krause, E. D., Johnson, S., et al. (1999). The researcher's own therapy allegiances: A "wild card" in comparisons of treatment efficacy. *Clinical Psychology: Science and Practice, 6,* 95-106.

Luborsky, L., McLellan, A. T., Diguer, L., Woody, G., & Seligman, D. A. (1997). The psychotherapist matters: Comparison of outcomes across twenty-two therapists and seven patient samples. *Clinical Psychology: Science and Practice, 4,* 53-65.

Luborsky, L., McLellan, A. T., Woody, G., O'Brien, C. P., & Auerbach, A. (1985). Therapist success and its determinants. *Archives of General Psychiatry, 42,* 602-611.

Luborsky, L., Singer, B., & Luborsky, L. (1975). Comparative studies of psychotherapies: Is it true that "Everyone has won and all must have prizes"? *Archives of General Psychiatry, 32,* 995-1008.

Lutz, W., Leon, S. C., Martinovich, Z., Lyons, J. S., & Stiles, W. B. (2007). Therapist effects in outpatient psychotherapy: A three-level growth curve approach. *Journal of Counseling Psychology, 54,* 32-39.

Makari, G. (2008). *Revolution in mind: The creation of psychoanalysis.* New York, NY: HarperCollins.

Mallinckrodt, B. (1991). Clients' representations of childhood emotional bonds with parents, social support, and formation of the working alliance. *Journal of Counseling Psychology, 38,* 401-409.

Martin, D. J., Garske, J. P., & Davis, M. K. (2000). Relation of the therapeutic alliance with outcome and other variables: A meta-analytic review. *Journal of Consulting and Clinical Psychology, 68,* 438-450.

McDonagh, A., Friedman, M., McHugo, G., Ford, J., Sengupta, A., Mueser, K., et al. (2005). Randomized trial of cognitive-behavioral therapy for chronic posttraumatic stress disorder in adult female survivors of childhood sexual abuse. *Journal of Consulting and Clinical Psychology, 73,* 515-524.

McKay, K. M., Imel, Z. E., & Wampold, B. E. (2006). Psychiatrist effects in the psychopharmacological treatment of depression. *Journal of Affective Disorders, 16,* 236-242.

Meichenbaum, D. (1986). Cognitive-behavior modification. In F. H. Kanfer & A. P. Goldstein (Eds.), *Helping people change: A textbook of methods* (3rd ed., pp. 346-380). New York, NY: Pergamon Press.

Meltzoff, J., & Kornreich, M. (1970). *Research in psychotherapy.* Chicago, IL: Aldine.

Messer, S. B. (2004). Evidence-based practice: Beyond empirically supported treatments. *Professional Psychology: Research and Practice, 35,* 580-588.

Miller, S. D., Duncan, B. L., & Hubble, M. A. (2005). Outcome-informed clinical work. In J. C. Norcross & M. R. Goldfried (Eds.),

Handbook of psychotherapy integration (2nd ed., pp. 84-102). New York, NY: Oxford University Press.

Miller, S. D., Duncan, B., & Hubble, M. (2007, November/December). Super shrinks: Who are they? What can we learn from them? *Psychotherapy Networker,* pp. 27-56.

Miller, S. D., Wampold, B. E., & Varhely, K. (2008). Direct comparisons of treatment modalities for youth disorders: A meta-analysis. *Psychotherapy Research, 18,* 5-14.

Milrod, B., Leon, A. C., Busch, F., Rudden, M., Schwalberg, M., Clarkin, J., et al. (2007). A randomized controlled clinical trial of psychoanalytic psychotherapy for panic disorder. *American Journal of Psychiatry, 164,* 265-272.

Minami, T., Serlin, R. C., Wampold, B. E., Kircher, J., & Brown, G. S. (2008). Using clinical trials to benchmark effects produced in clinical practice. *Quality and Quantity, 42,* 513-525.

Minami, T., & Wampold, B. E. (2008). Adult psychotherapy in the real world. In W. B. Walsh (Ed.), *Biennial review of counseling psychology* (Vol. 1, pp. 27-45). New York, NY: Taylor and Francis.

Minami, T., Wampold, B. E., Serlin, R. C., Hamilton, E., Brown, G. S., & Kircher, J. (2008). Benchmarking the effectiveness of psychotherapy treatment for adult depression in a managed care environment: A preliminary study. *Journal of Consulting and Clinical*

Psychology, 76, 116-124.

Minami, T., Wampold, B. E., Serlin, R. C., Kircher, J. C., & Brown, G. S. J. (2007). Benchmarks for psychotherapy efficacy in adult major depression. *Journal of Consulting and Clinical Psychology, 75,* 232-243.

Mitte, K. (2005). Meta-analysis of cognitive-behavioral treatments for generalized anxiety disorder: A comparison with pharmacotherapy. *Psychological Bulletin, 131,* 785-795.

Mitte, K., Noack, P., Steil, R., & Hautzinger, M. (2005). A meta-analytic review of the efficacy of drug treatment in generalized anxiety disorder. *Journal of Clinical Psychopharmacology, 25,* 141-150.

Mosher, P. W., & Richards, A. (2005). The history of membership and certification in the APsaA: Old demons, new debates. *Psychoanalytic Review, 92,* 865-894.

Moyers, T. B., Miller, W. R., & Hendrickson, S. M. L. (2005). How does motivational interviewing work? Therapist interpersonal skill predicts client involvement within motivational interviewing sessions. *Journal of Consulting and Clinical Psychology, 73,* 590-598.

Murdock, N. L. (2008). *Theories of counseling and psychotherapy: A case approach* (2nd ed.). Upper Saddle River, NJ: Merrill.

Norcross, J. C., Bike, D. H., & Evans, K. L. (2009). The therapist's therapist: A replication and extension 20 years later. *Psychotherapy:*

Theory, Research, Practice, Training, 46, 32-41.

Norcross, J. C., & Goldfried, M. R. (1992). *Handbook of psychotherapy integration.* New York, NY: Basic Books.

Norcross, J. C., & Goldfried, M. R. (2005). *Handbook of psychotherapy integration* (2nd ed.). New York, NY: Oxford University Press.

Norcross, J. C., Hedges, M., & Castle, P. H. (2002). Psychologists conducting psychotherapy in 2001: A study of the Division 29 membership. *Psychotherapy: Theory, Research, Practice, Training, 39,* 97-102.

Norcross, J. C., & Newman, C. F. (1992). Psychotherapy integration: Setting the context. In J. C. Norcross & M. R. Goldfried (Eds.), *Handbook of psychotherapy integration* (pp. 3-45). New York, NY: Basic Books.

Norcross, J.C., & Tomcho, T. J. (1994). Great books in psychology: Three studies in search of a consensus. *Teaching of Psychology, 21,* 86-90.

Nye, B., Konstantopoulos, S., & Hedges, L. V. (2004). How large are teacher effects? *Educational Evaluation and Policy Analysis, 26,* 237-257.

Oei, T. P. S., & Free, M. L. (1995). Do cognitive behaviour therapies validate cognitive models of mood disorders? A review of the empirical evidence. *International Journal of Psychology, 30,* 145-

179.

Okiishi, J., Lambert, M. J., Nielsen, S. L., & Ogles, B. M. (2003). Waiting for supershrink: An empirical analysis of therapist effects. *Clinical Psychology & Psychotherapy, 10*,361-373.

Olfson, M., Marcus, S. C., Druss, B., Elinson, L., Tanielian, T., & Rincus, H. A. (2002). National trends in the outpatient treatment of depression. *JAMA, 287,* 203-209.

Ollendick, T. H., & King, N. J. (2006). Empirically supported treatments typically produce outcomes superior to non-empirically supported treatment therapies. In J. C. Norcross, L. E. Beutler, & R. F. Levant (Eds.), *Evidence-based practices in mental health: Debate and dialogue on the fundamental questions* (pp. 308-317). Washington, DC: American Psychological Association.

Orlinsky, D. E., & Howard, K. I. (1986). Process and outcome in psychotherapy. In S. L. Garfield & A. E. Bergin (Eds.), *Handbook of psychotherapy and behavior change* (3rd ed., pp. 311-381). New York, NY: Wiley.

Orlinsky, D. E., & Ronnestad, M. H. (2005). *How psychotherapists develop: A study of therapeutic work and professional growth.* Washington, DC: American Psychological Association.

Paul, G. L. (1969). Behavior modification research: Design and tactics. In C. M. Franks (Ed.), *Behavior therapy: Appraisal and status* (pp.

29-62). New York, NY: McGraw-Hill.

Pedersen, P. (1990). The multicultural perspective as a fourth force in counseling. *Journal of Mental Health Counseling, 12,* 93-95.

Pedersen, P. (2001). Multiculturalism and the paradigm shift in counseling: Controversies and alternative futures. *Canadian Journal of Counselling, 35,* 15-25.

Pilgram, D. (1997). *Psychotherapy and society.* Thousand Oaks, CA: Sage.

Ponterotto, J. G., Casas, J. M., Suzuki, L. A., & Alexander, C. M. (Eds.). (1995). *Handbook of multicultural counseling.* Thousand Oaks, CA: Sage.

Pritz, A. (2002). *Globalized psychotherapy.* Vienna, Austria: Facultas Verlags.

Prochaska, J. O., & Norcross, I. C. (2002). Stages of change. In I. C. Norcross (Ed.), *Psychotherapy relationships that work: Therapist contributions and responsiveness to patients* (pp. 303-313). New York, NY: Oxford University.

Project Match Research Group. (1997). Matching alcoholism treatments to client heterogeneity: Project Match posttreatment drinking outcomes. *Journal of Studies on Alcohol, 58,* 7-29.

Rachman, S. (1971). *The effects of psychotherapy.* Oxford, England: Pergamon Press.

Rachman, S., & Wilson, G. T. (1980). *The effects of psychological therapy* (2nd ed.). New York, NY: Pergamon Press.

Resick, P. A., Galovski, T. E., Uhlmansiek, M. O., Scher, C. D., Clum, G. A., & Young-Xu, Y. (2008). A randomized clinical trial to dismantle components of cognitive processing therapy for posttraumatic stress disorder in female victims of interpersonal violence. *Journal of Consulting and Clinical Psychology, 76,* 243-258.

Rice, L. N., & Greenberg, L. S. (1992). Humanistic approaches to psychotherapy. In D. K. Freedheim (Ed.), *History of psychotherapy: A century of change* (pp. 197-224). Washington, DC: American Psychological Association.

Robinson, L. A., Berman, J. S., & Neimeyer, R. A. (1990). Psychotherapy for the treatment of depression: A comprehensive review of controlled outcome research. *Psychological Bulletin, 108,* 30-49.

Rosa-Alcázar, A. I., Sánchez-Meca, J., Gómez-Conesa, A., & Marín-Martínez, F. (2008). Psychological treatments of obsessive-compulsive disorders: A meta- analysis. *Clinical Psychology Review, 28,* 1310-1325.

Rosenthal, D., & Frank, J. D. (1956). Psychotherapy and the placebo effect. *Psychological Bulletin, 53,* 294-302.

Rosenzweig, S. (1936). Some implicit common factors in diverse methods of psychotherapy: "At last the Dodo said, 'Everybody has won and all must have prizes.' " *American Journal of Orthopsychiatry, 6,* 412-415.

Roth, W. T., Wilhelm, F. H., & Petit, D. (2005). Are current theories of panic falsifiable? *Psychological Bulletin, 131,* 171-192.

Rothbaum, B. O., Astin, M. C., & Marsteller, F. (2005). Prolonged exposure versus eye movement desensitization and reprocessing (EMDR) for PTSD rape victims. *Journal of Traumatic Stress, 18,* 607-616.

Sackett, D. L., Straus, S. E., Richardson, W. S., Rosenberg, W., & Haynes, R. B. (2000). *Evidence based medicine: How to practice and teach EBM* (2nd ed.). London, England: Churchill Livingstone.

Safran, J. D., & Muran, J. C. (2000). *Negotiating the therapeutic alliance.* New York, NY: Guilford Press.

Safran, J. D., Muran, J. C., Samstag, L. W., & Stevens, C. (2002). Repairing alliance ruptures. In J. C. Norcross (Ed.), *Psychotherapy relationships that work: Therapist contributions and responsiveness to patients* (pp. 235-254). New York, NY: Oxford University.

Santayana, G. (1905). The life of reason (Vol. 1). New York, NY: Scribner's.

Schneider, K. (2008). *Existential-integrative psychotherapy: Guideposts to the core of practice.* New York, NY: Routledge.

Schulte, D. (2007). New law for psychological psychotherapies in Germany—Its rules and consequences. *Mental Health and Learning Disabilities Research and Practice, 4,* 219-230.

Shadish, W. R., Matt, G. E., Navarro, A. M., Siegle, G., Crits-Christoph, P., Hazelrigg, M. D., et al. (1997). Evidence that therapy works in clinically representative conditions. *Journal of Consulting and Clinical Psychology, 65,*355-365.

Shadish, W. R., Navarro, A. M., & Matt, G. E. (2000). The effects of psychological therapies in clinically representative conditions: A meta-analysis. *Psychological Bulletin, 126,* 512-529.

Shadish, W. R., & Sweeney, R. B. (1991). Mediators and moderators in metaanalysis: There's a reason we don't let dodo birds tell us which psychotherapies should have prizes. *Journal of Consulting and Clinical Psychology, 59,* 883-893.

Shapiro, A. K., & Morris, L. A. (1978). The placebo effect in medical and psychological therapies. In S. L. Garfield & A. E. Bergin (Eds.), *Handbook of psychotherapy and behavior change* (2nd ed., pp. 369-410). New York, NY: Wiley.

Shapiro, A. K., & Shapiro, E. S. (1997). *The powerful placebo: From ancient priest to modern medicine.* Baltimore, MD: Johns Hopkins University Press.

Shapiro, D. A., & Shapiro, D. (1982a). Meta-analysis of comparative therapy outcome research: A critical appraisal. *Behavioural Psychotherapy, 10,* 4-25.

Shapiro, D. A., & Shapiro, D. (1982b). Meta-analysis of comparative therapy outcome studies: A replication and refinement. *Psychological Bulletin, 92,*581-604.

Shapiro, F. (1989). Efficacy of eye movement desensitization procedure in the treatment of traumatic memories. *Journal of Traumatic Stress, 2,* 199-203.

Shepherd, M. (1993). The placebo: From specificity to the non-specific and back. *Psychological Medicine, 23,* 569-578.

Siev, J., & Chambless, D. L. (2007). Specificity of treatment effects: Cognitive therapy and relaxation for generalized anxiety and panic disorders. *Journal of Consulting and Clinical Psychology, 75,* 513-522.

Simons, M., Schneider, S., & Herpertz-Dahlmann, B. (2006). Metacognitive therapy versus exposure and response prevention for pediatric obsessive- compulsive disorder. *Psychotherapy and Psychosomatics, 75,* 257-264.

Singer, M. T., & Lalich, J. (1996). *"Crazy" therapies: What are they? Do they work?* New York, NY: Jossey-Bass.

Smith, B., & Sechrest, L. (1991). Treatment of aptitude × treatment interactions. *Journal of Consulting and Clinical Psychology, 59,* 233-

244.

Smith, M. L., & Glass, G. V. (1977). Meta-analysis of psychotherapy outcome studies. *American Psychologist, 32,* 752-760.

Smith, M. L., Glass, G. V., & Miller, T. I. (1980). *The benefits of psychotherapy.* Baltimore, MD: Johns Hopkins University Press.

Snijders, T., & Bosker, R. (1999). *Multilevel analysis: An introduction to basic and advanced multilevel modeling.* London, England: Sage.

Spiegel, A. (2004, June 2). *Cognitive behavior therapy: Thinking positive* [Radio broadcast]. Washington, DC: National Public Radio. Retrieved September 9, 2009.

Spielmans, G. I., Pasek, L. F., & McFall, J. P. (2007). What are the active ingredients in cognitive and behavioral psychotherapy for anxious and depressed children? A meta-analytic review. *Clinical Psychology Review, 27,* 642-654.

Stevens, S. E., Hynan, M. T., & Allen, M. (2000). A meta-analysis of common factor and specific treatment effects across domains of the phase model of psychotherapy. *Clinical Psychology: Science and Practice, 7,* 273-290.

Stiles, W. B., Barkham, M., Connell, J., & Mellor-Clark, J. (2008). Responsive regulation of treatment duration in routine practice in United Kingdom primary care settings: Replication in a larger sample. *Journal of Consulting and Clinical Psychology, 76,* 298-305.

Stiles, W. B., Barkham, M., Mellor-Clark, J., & Connell, J. (2008). Effectiveness of cognitive-behavioural, person-centred, and psychodynamic therapies in UK primary-care routine practice: Replication in a larger sample. *Psychological Medicine, 38,* 677-688.

Stiles, W. B., Barkham, M., Twigg, E., Mellor-Clark, J., & Cooper, M. (2006). Effectiveness of cognitive-behavioural, person-centred and psychodynamic therapies as practised in UK National Health Service settings. *Psychological Medicine, 36,* 555-566.

Strauss, A., & Corbin, J. (1998). *Basics of qualitative research: Techniques and procedures for developing grounded theory* (2nd ed.). Thousand Oaks, CA: Sage.

Stricker, G., & Gold, J. R. (1996). Psychotherapy integration: An assimilative, psychodynamic approach. *Clinical Psychology: Science and Practice, 3,* 47-58.

Strunk, D. R., DeRubeis, R. J., Chiu, A. W., & Alvarez, J. (2007). Patients' competence in and performance of cognitive therapy skills: Relation to the reduction of relapse risk following treatment for depression. *Journal of Consulting and Clinical Psychology, 75,* 523-530.

Sue, S. (1998). In search of cultural competence in psychotherapy and counseling. *American Psychologist, 53,* 440-448.

Sue, S., &Lam, A. G. (2002). Cultural and demographic diversity. In J.

C. Norcross (Ed.), *Psychotherapy relationships that work: Therapist contributions and responsiveness of patients* (pp. 401-421). New York, NY: Oxford University Press.

Sue, S., Zane, N., & Young, K. (1994). Research on psychotherapy with culturally diverse populations. In A. E. Bergin & S. L. Garfield (Eds.), *Handbook of psychotherapy and behavior change* (4th ed., pp. 783-817). New York, NY: Wiley.

Tallman, K., & Bohart, A. C. (1999). The client as a common factor: Clients as self-healers. In M. Hubble, B. Duncan, & S. D. Miller (Eds.), *The heart and soul of therapy: What works in therapy* (pp. 91-131). Washington, DC: American Psychological Association.

Tang, T. Z., & DeRubeis, R. J. (1999). Sudden gains and critical sessions in cognitive-behavioral therapy for depression. *Journal of Consulting and Clinical Psychology, 67,* 894-904.

Tang, T. Z., DeRubeis, R. J., Beberman, R., & Pham, T. (2005). Cognitive changes, critical sessions, and sudden gains in cognitive-behavioral therapy for depression. *Journal of Consulting and Clinical Psychology, 73,* 168-172.

Tang, T. Z., DeRubeis, R. J., Hollon, S. D., Amsterdam, J. D., & Shelton, R. C. (2007). Sudden gains in cognitive therapy of depression and depression relapse/recurrence. *Journal of Consulting and Clinical Psychology, 75,*404-408.

Tang, T. Z., Luborsky, L., & Andrusyna, T. (2002). Sudden gains in recovering from depression: Are they also found in psychotherapies other than cognitive- behavioral therapy? *Journal of Consulting and Clinical Psychology, 70,*444-447.

Tarrier, N., Pilgrim, H., Sommerfield, C., Faragher, B., Reynolds, M., Graham, E., et al. (1999). A randomized trial of cognitive therapy and imaginal exposure in the treatment of chronic posttraumatic stress disorder. *Journal of Consulting and Clinical Psychology, 67,* 13-18.

Task Force on Promotion and Dissemination of Psychological Procedures. (1995). Training in and dissemination of empirically-validated psychological treatment: Report and recommendations. *Clinical Psychologist, 48,* 2-23.

Taylor, E. (1999). *Shadow culture: Psychology and spirituality in America.* Washington, DC: Counterpoint.

Torrey, E. F. (1972). What Western psychotherapists can learn from witchdoctors. *American Journal of Orthopsychiatry, 42.*

Trepka, C., Rees, A., Shapiro, D. A., Hardy, G. E., & Barkham, M. (2004). Therapist competence and outcome in cognitive therapy for depression. *Cognitive Therapy and Research, 28,* 143-157.

Tryon, G. S., & Winograd, G. (2002). Goal consensus and collaboration. In J. C. Norcross (Ed.), *Psychotherapy relationships that work: Therapist contributions and responsiveness to patients* (pp. 109-125).

New York, NY: Oxford University.

UKATT Research Team. (2007). UK alcohol treatment trial: Client-treatment matching effects. *Addiction, 103,* 228-238.

VandenBos, G. R., Cummings, N. A., & DeLeon, P. H. (1992). A century of psychotherapy: Economic and environmental influences. In D. K. Freedheim (Ed.), A *history of psychotherapy: A century of change* (pp. 65-102). Washington, DC: American Psychological Association.

Van Oppen, P., de Haan, E., Van Balkom, A. J. L. M., & Spinhoven, P. (1995). Cognitive therapy and exposure in vivo in the treatment of obsessive compulsive disorder. *Behaviour Research and Therapy, 33,* 379-390.

Wachtel, P. L. (1977). *Psychoanalysis and behavior therapy: Toward an integration.* New York, NY: Basic Books.

Wampold, B. E. (1997). Methodological problems in identifying efficacious psychotherapies. *Psychotherapy Research, 7,* 21-43.

Wampold, B. E. (2001a). Contextualizing psychotherapy as a healing practice: Culture, history, and methods. *Applied and Preventive Psychology, 10,* 69-86.

Wampold, B. E. (2001b). *The great psychotherapy debate: Model, methods, and findings.* Mahwah, NJ: Erlbaum.

Wampold, B. E. (2005). Locating and describing psychotherapy integration: How much longer until we are there? *PsycCRITIQUES,*

50.

Wampold, B. E. (2006). The psychotherapist. In J. C. Norcross, L. E. Beutler, & R. F. Levant (Eds.), *Evidence-based pratices in mental health: Debate and dialogues on the fundamental questions* (pp. 200-208). Washington, DC: American Psychological Association.

Wampold, B. E. (2007). Psychotherapy: *The* humanistic (and effective) treatment. *American Psychologist, 62,* 857-873.

Wampold, B. E., & Bhati, K. S. (2004). Attending to the omissions: A historical examination of the evidenced-based practice movement. *Professional Psychology: Research and Practice, 35,* 563-570.

Wampold, B. E., & Bolt, D. M. (2007). The consequences of "anchoring" in longitudinal multilevel models: Bias in the estimation of patient variability and therapist effects. *Psychotherapy Research, 17,* 509-514.

Wampold, B. E., & Brown, G. S. (2005). Estimating therapist variability: A naturalistic study of outcomes in managed care. *Journal of Consulting and Clinical Psychology, 73,* 914-923.

Wampold, B. E., Goodheart, C. D., & Levant, R. F. (2007). Evidence-based practice in psychology: Clarification and elaboration. *American Psychologist, 62,* 616-618.

Wampold, B. E., Imel, Z. E., Bhati, K. S., & Johnson Jennings, M. D. (2007). Insight as a common factor. In L. G. Castonguay & C. E.

186 心理治疗基础 > > > > > >

Hill (Eds.), *Insight in psychotherapy* (pp. 119-135). Washington, DC: American Psychological Association.

Wampold, B. E., Lichtenberg, J. W., & Waehler, C. A. (2002). Principles of empirically supported interventions in counseling psychology. *Counseling Psychologist, 30,* 197-207.

Wampold, B. E., Minami, T., Baskin, T. W., & Tierney, S. C. (2002). A meta- (re)analysis of the effects of cognitive therapy versus "other therapies" for depression. *Journal of Affective Disorders, 68,*159-165.

Wampold, B. E., Mondin, G. W., Moody, M., Stich, F., Benson, K., & Ahn, H. (1997). A meta-analysis of outcome studies comparing bona fide psychotherapies: Empirically, "All must have prizes." *Psychological Bulletin, 122,* 203-215.

Wampold, B. E., Ollendick, T. H., & King, N. J. (2006). Do therapies designated as empirically supported treatments for specific disorders produce outcomes superior to non-empirically supported treatment therapies? In J. C. Norcross, L. E. Beutler, & R. F. Levant (Eds.), *Evidence-based practices in mental health: Debate and dialogue on fundamental questions* (pp. 299-328). Washington, DC: American Psychological Association.

Wang, P. S., Dernier, O., Olfson, M., Pincus, H. A., Wells, K. B., & Kessler, R. C. (2006). Changing profiles of service sectors used for mental health care in the United States. *American Journal of*

Psychiatry, 163, 1187-1198.

Wang, P. S., Lane, M., Olfson, M., Pincus, H. A., Wells, K. B., & Kessler, R. C. (2005). Twelve-month use of mental health services in the United States: Results from the National Comorbidity Survey Replication. *Archives of General Psychiatry, 62,* 629-640.

Watson, J. B., & Rayner, R. (1920). Conditioned emotional reactions. *Experimental Psychology, 3,* 1-14.

Watson, J. C., Gordon, L. B., Stermac, L., Kalogerakos, F., & Steckley, P. (2003). Comparing the effectiveness of process-experiential with cognitive-behavioral psychotherapy in the treatment of depression. *Journal of Consulting and Clinical Psychology, 71,* 773-781.

Weersing, V. R., & Weisz, J. R. (2002). Community clinic treatment of depressed youth: Benchmarking usual care against CBT clinical trials. *Journal of Consulting and Clinical Psychology, 70,* 299-310.

Weinberger, J., & Rasco, C. (2007). Empirically supported common factors. In S. G. Hofmann & J. Weinberger (Eds.), *The art and science of psychotherapy* (pp. 103-129). New York, NY: Routledge/ Taylor & Francis Group.

Weinberger, J., & Westen, D. (2001). Science and psychodynamics: From arguments about Freud to data. *Psychological Inquiry, 12,* 129-132.

Weiss, B., & Weisz, J. R. (1995). Relative effectiveness of behavioral versus non- behavioral child psychotherapy. *Journal of Consulting and Clinical Psychology, 63,* 317-320.

Weisz, J. R., Jensen-Doss, A., & Hawley, K. M. (2006). Evidence-based youth psychotherapies versus clinical care: A meta-analysis of direct comparisons. *American Psychologist, 61,* 671-689.

Weisz, J. R., McCarty, C. A., & Valeri, S. M. (2006). Effects of psychotherapy for depression in children and adolescents: A meta-analysis. *Psychological Bulletin, 132,* 132-149.

Weisz, J. R., Weiss, B., Han, S. S., Granger, D. A., & Morton, T. (1995). Effects of psychotherapy with children and adolescents revisited: A meta-analysis of treatment outcome studies. *Psychological Bulletin, 117,* 450-468.

Westen, D. (1998). The scientific legacy of Sigmund Freud: Toward a psycho- dynamically informed psychological science. *Psychological Bulletin, 124,* 333-371.

Westen, D., & Morrison, K. (2001). A multidimensional meta-analysis of treatments for depression, panic, and generalized anxiety disorders: An examination of the status of empirically supported therapies. *Journal of Consulting and Clinical Psychology, 69,* 875-899.

Westen, D., Novotny, C. M., & Thompson-Brenner, H. (2004). The empirical status of empirically supported psychotherapies: Assumptions, findings, and reporting in controlled clinical trials.

Psychological Bulletin, 130, 631-663.

Whipple, J. L., Lambert, M. J., Vermeersch, D. A., Smart, D. W., Nielsen, S. L., & Hawkins, E. J. (2003). Improving the effects of psychotherapy: The use of early identification of treatment failure and problem solving strategies in routine practice. *Journal of Counseling Psychology, 58,* 59-68.

Whittal, M. L., Thordarson, D. S., & McLean, P. D. (2005). Treatment of obsessive- compulsive disorder: Cognitive behavior therapy vs. exposure and response prevention. *Behaviour Research and Therapy, 43,* 1559-1576.

Widiger, T. A., & Trull, T. J. (2007). Plate tectonics in the classification of personality disorders: Shifting to a dimensional model. *American Psychologist, 62,* 71-83.

Williams, D. R., Neighbors, H. W., & Jackson, J. S. (2008). Racial/ ethnic discrimination and health: Findings from community studies. *American Journal of Public Health, 98,* S29-S37.

Wilson, G. T. (1982). How useful is meta-analysis in evaluating the effects of different psychological therapies? *Behavioural Psychotherapy, 10,* 221-231.

Wilson, G. T., & Rachman, S. J. (1983). Meta-analysis and the evaluation of psychotherapy outcome: Limitations and liabilities. *Journal of Consulting and Clinical Psychology, 51,* 54-64.

Wolpe, J. (1958). *Psychotherapy by reciprocal inhibition.* Palo Alto, CA: Stanford University.

Wrenn, C. G. (1962). *Counselor in a changing world.* Washington, DC: American Personnel and Guidance Association.

Yalom, I. D. (1995). *The theory and practice of group psychotherapy* (4th ed.). New York, NY: Basic Books.

Zane, N., Sue, S., Young, K., Nunez, J., & Hall, G. N. (2004). Research on psychotherapy with culturally diverse populations. In M. J. Lambert (Ed.), *Bergin and Garfield's handbook of psychotherapy and behavior change* (5th ed., pp. 767-804). New York, NY: Wiley.

Zuroff, D. C., & Blatt, S. J. (2006). The therapeutic relationship in brief treatment of depression: Contributions to clinical improvement and enhanced adaptive capacities. *Journal of Consulting and Clinical Psychology, 74,* 130-140.

图书在版编目（CIP）数据

心理治疗基础：心理治疗是如何起作用的以及其他
问题 /（美）布鲁斯·E. 瓦姆波尔德
（Bruce E. Wampold）著；袁小燕译. -- 重庆：重庆大
学出版社，2020.8
（鹿鸣心理. 心理治疗丛书）
书名原文：The Basics of Psychotherapy: An
Introduction to Theory and Practice
ISBN 978-7-5689-2298-2

Ⅰ.①心… Ⅱ.①布… ②袁… Ⅲ.①精神疗法
Ⅳ.①R749.055

中国版本图书馆 CIP 数据核字 (2020) 第121286号

心理治疗基础：心理治疗是如何起作用的以及其他问题
XINLI ZHILIAO JICHU: XINLI ZHILIAO SHI RUHE QI ZUOYONG DE YIJI QITA WENTI

[美] 布鲁斯·E. 瓦姆波尔德　著

袁小燕　译

郭本禹　主编

鹿鸣心理策划人：王　斌
责任编辑：赵艳君　　　版式设计：敬　京
责任校对：邹　忌　　　责任印制：赵　晟
*
重庆大学出版社出版发行
出版人：饶帮华
社址：重庆市沙坪坝区大学城西路 21 号
邮编：401331
电话：（023）88617190　88617185（中小学）
传真：（023）88617186　88617166
网址：http://www.cqup.com.cn
邮箱：fxk@cqup.com.cn（营销中心）
全国新华书店经销
重庆荟文印务有限公司印刷
*
开本：890mm×1240mm　1/32　印张：6.625　字数：138 千
2020 年 8 月第 1 版　　2020 年 8 月第 1 次印刷
ISBN 978-7-5689-2298-2　定价：42.00 元

版贸核渝字（2017）第106号